LABORATOIRE DE PHYSIOLOGIE DE LA FACULTÉ DE MÉDECINE DE NANCY

RECHERCHES EXPÉRIMENTALES

SUR LES CONDITIONS DE

L'ACTIVITÉ CÉRÉBRALE

ET SUR

LA PHYSIOLOGIE DES NERFS

Par H. BEAUNIS

PROFESSEUR DE PHYSIOLOGIE A LA FACULTÉ DE MÉDECINE DE NANCY

I

———

Avec XIX planches et 59 figures intercalées dans le texte.

———

PARIS

J.-B. BAILLIÈRE ET FILS

19, RUE HAUTEFEUILLE, 19

1884

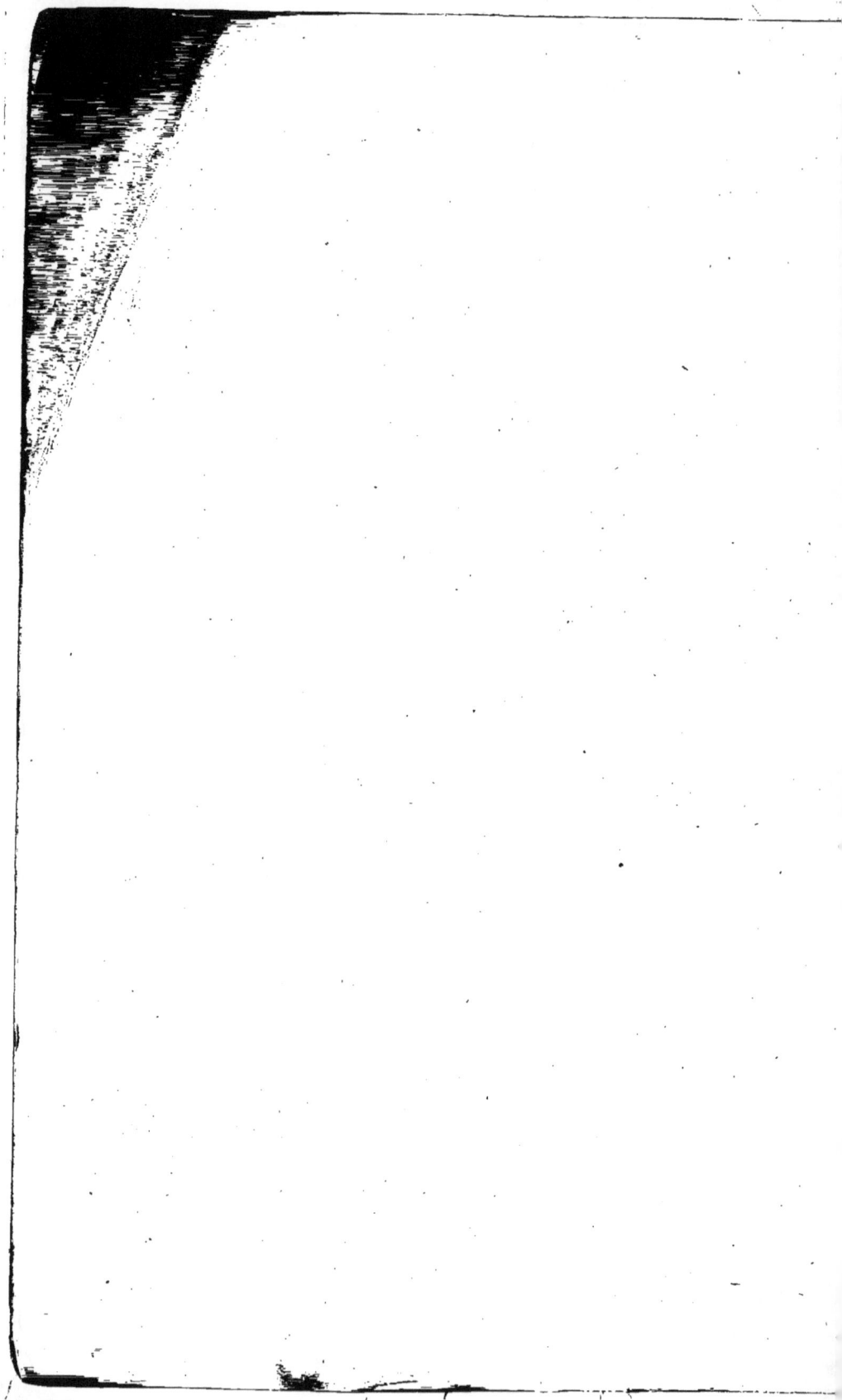

RECHERCHES EXPÉRIMENTALES

SUR LES CONDITIONS DE

L'ACTIVITÉ CÉRÉBRALE

ET SUR

LA PHYSIOLOGIE DES NERFS

NANCY, IMPRIMERIE BERGER-LEVRAULT ET Cⁱᵉ.

LABORATOIRE DE PHYSIOLOGIE DE LA FACULTÉ DE MÉDECINE DE NANCY

RECHERCHES EXPÉRIMENTALES

SUR LES CONDITIONS DE

L'ACTIVITÉ CÉRÉBRALE

ET SUR

LA PHYSIOLOGIE DES NERFS

Par H. BEAUNIS

PROFESSEUR DE PHYSIOLOGIE A LA FACULTÉ DE MÉDECINE DE NANCY

I

Avec XIX planches et 59 figures intercalées dans le texte.

PARIS

J.-B. BAILLIÈRE ET FILS

19, RUE HAUTEFEUILLE, 19

1884

Les trois mémoires qui constituent ce premier fascicule portent sur des sujets qui paraissent très différents au premier abord, mais que rattache pourtant un lien commun. Tous les trois, en effet, touchent de près ou de loin à la physiologie du cerveau. Depuis que je possède un laboratoire, presque toutes les recherches que j'ai faites ont eu pour objet l'étude des questions d'innervation et spécialement des questions d'innervation cérébrale. Ces trois mémoires seront, dans un délai aussi rapproché que possible, suivis d'une série d'autres travaux sur des points divers, mais toujours dans le même ordre d'idées. Le problème complexe de la physiologie cérébrale, qui conduira plus tard à la constitution d'une psychologie rationnelle, doit être abordé de plusieurs côtés. Ce n'est que par des recherches multipliées dans toutes les directions, mais convergeant toutes vers le même but comme les rayons d'un cercle vers son centre, qu'on pourra arriver à un résultat, je ne dirai pas à une solution, car celle-ci se fera attendre longtemps. Mais plus nous allons, plus nous nous rapprochons du but à atteindre et les progrès réalisés dans ces dernières années donnent de légitimes espérances pour l'avenir. Les rapports du physique et du moral, comme disaient nos prédécesseurs, ne sont plus comme autrefois un ensemble de faits curieux et de considérations plus ou moins vagues ; ils sont entrés dans la période scientifique depuis qu'ils sont étudiés à l'aide des procédés délicats et précis dont nous disposons aujourd'hui. On entrevoit le moment où sera constituée sur les bases solides d'une expérimentation et d'une observation rigoureuses, cette science à peine naissante, la *psychologie physiologique,* qui a plus fait en quelques années pour les progrès de la psychologie que la philosophie de l'École pendant des siècles, et qui cependant n'a jusqu'ici en France ni une chaire, ni un laboratoire [1].

1. Nos philosophes officiels, encore imprégnés des doctrines de Cousin, croiraient déroger en s'occupant de physiologie. Ils oublient que Descartes était *un vivisecteur,* que presque tous les grands philosophes des temps passés étaient au courant de la physiologie de leur époque et qu'en suivant leur exemple ils ne feraient que continuer la tradition. Et cependant cette physiologie ne pouvait à ce moment fournir que bien peu de données positives applicables à la psychologie. Il n'en est plus de même aujourd'hui, et tout philosophe vraiment digne de ce nom devrait consacrer quelques années aux études et aux recherches physiologiques. Il y trouverait une base solide qui lui manque trop souvent et un contrepoids salutaire à des tendances trop exclusivement métaphysiques. Je ne fais du reste aucune difficulté de reconnaître que le reproche inverse pourrait s'adresser à quelques physiologistes quand ils se risquent à faire des incursions dans le domaine de la philosophie pure. Il est prudent de bien réfléchir avant de s'aventurer sur un terrain où les philosophes de profession eux-mêmes ont bien de la peine à se retrouver.

Le laboratoire de physiologie de la Faculté de médecine de Nancy, placé d'abord provisoirement, en 1872, dans une salle des anciens bâtiments de l'École supérieure de la ville, a reçu, en 1876, son installation définitive dans les nouveaux bâtiments de la Faculté. Le laboratoire est situé au premier étage, dans de bonnes conditions de lumière et d'aération ; malheureusement, l'espace qui lui a été consacré est absolument insuffisant. Il se compose de deux pièces, une salle assez grande qui sert pour les travaux pratiques des élèves et un cabinet pour le professeur. Il est, du reste, assez bien outillé au point de vue instrumental et le budget annuel qui lui est affecté, sans être bien large, peut cependant suffire aux besoins du laboratoire [1].

Le personnel comprend actuellement un chef des travaux physiologiques, un aide de physiologie et un garçon de laboratoire.

[1]. Le budget du laboratoire pour l'année 1883-1884 se décompose ainsi :

Frais de cours	1,400 fr.
Frais de laboratoire	1,000
Achat d'instruments et d'objets de collections . .	1,360
Total	3,760 fr.

LISTE

DES THÈSES ET DES TRAVAUX

FAITS DANS LE LABORATOIRE DE PHYSIOLOGIE

———

Albert Küss. — *Étude de la pneumatothérapie et de la pneumothérapie.* Thèse de Nancy, 1876.

Albert RENÉ. — *Étude expérimentale sur l'action physiologique de la nicotine.* Thèse de Nancy, 1877.

Maxime DROUOT. — *De la Scille comme agent diurétique.* Thèse de Nancy, 1878.

Charles MAILLARD. — *L'Audiomètre et ses applications.* Thèse de Nancy, 1880.

Eugène GLEY. — *Étude expérimentale sur l'état du pouls carotidien pendant le travail intellectuel.* Thèse de Nancy, 1880.

Albert RENÉ. — *Retard du pouls dans le diagnostic des anévrysmes.* (*Gazette des hôpitaux*, 1880.)

Albert RENÉ. — *Relations qui existent entre la taille, la capacité vitale, la force d'inspiration et d'expiration, la force musculaire,* etc. (*Gazette des hôpitaux*, 1880.)

Albert RENÉ. — *Étude expérimentale sur la vitesse de transmission nerveuse chez l'homme et chez les animaux (durée d'un acte cérébral, d'un acte réflexe, vitesse sensitive, vitesse motrice).* [*Gazette des hôpitaux*, 1882.]

MÉMOIRES

CONTENUS DANS CE FASCICULE

———

I. **Recherches sur l'influence de l'activité cérébrale sur la sécrétion urinaire et spécialement sur l'élimination de l'acide phosphorique** (paru dans la *Revue médicale de l'Est,* année 1882, numéros d'octobre, novembre et décembre).

II. **Recherches sur le temps de réaction des sensations olfactives** (paru dans la *Revue médicale de l'Est,* année 1883, numéros de février, mars et avril).

III. **Recherches sur les formes de la contraction musculaire et sur les phénomènes d'arrêt.**

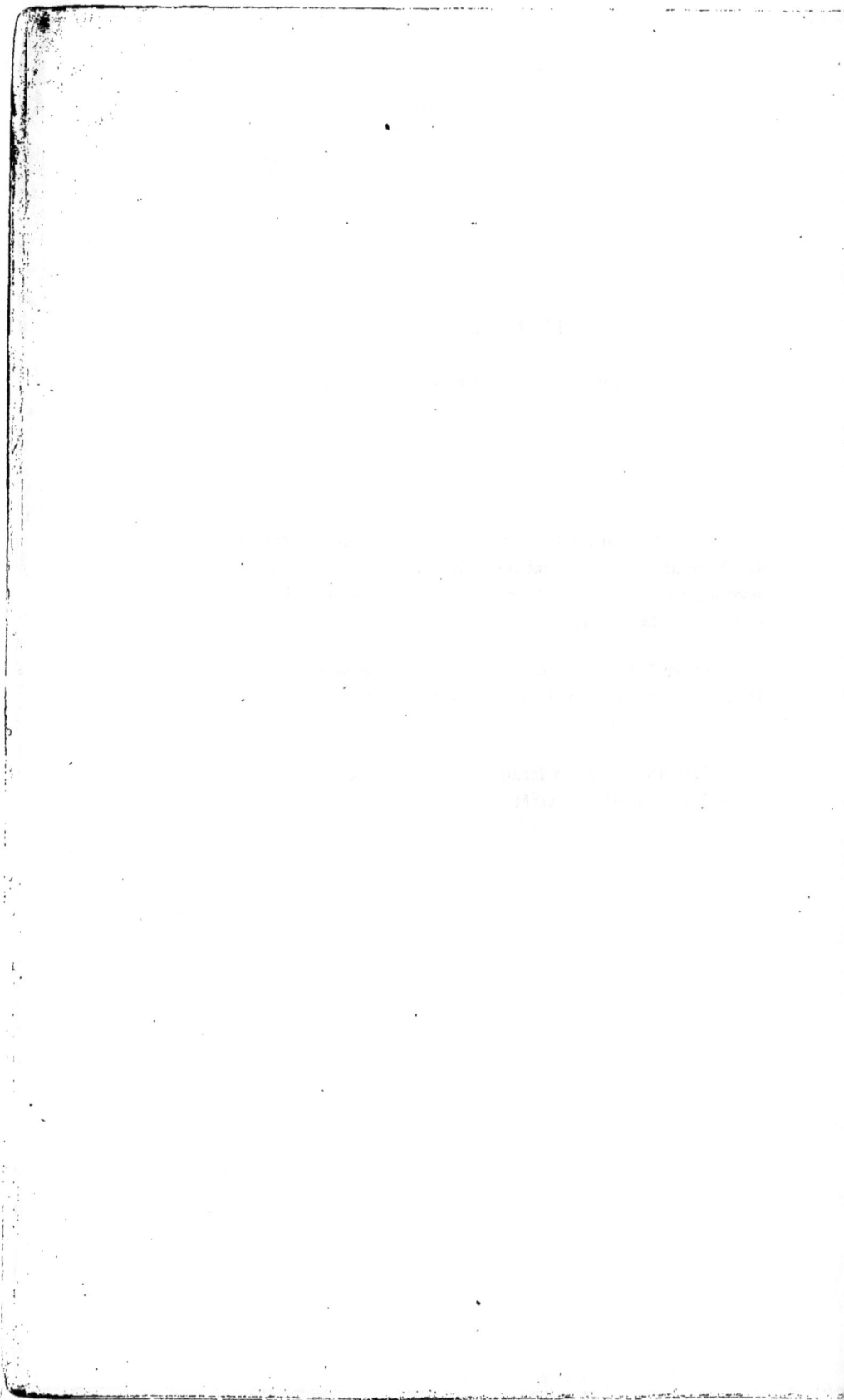

I.

RECHERCHES SUR L'INFLUENCE

DE

L'ACTIVITÉ CÉRÉBRALE

SUR LA SÉCRÉTION URINAIRE

ET SPÉCIALEMENT SUR L'ÉLIMINATION DE L'ACIDE PHOSPHORIQUE

PREMIÈRE PARTIE.

Recherches préliminaires.

Les recherches consignées dans la première partie de ce travail ont été faites sur moi-même du 1er décembre 1878 au 15 janvier 1879 (1) et embrassent par conséquent une période de 46 jours. Pendant toute cette période, j'ai pesé exactement à chaque repas tous les aliments solides et liquides que je prenais et noté leur nature et leur mode de préparation ; les urines ont été mesurées, les fèces pesées, de façon à avoir la quantité des excrétions et à pouvoir établir le bilan des *ingesta* et des *excreta,* la balance des entrées et des sorties. Enfin, j'ai noté heure par heure l'emploi de mon temps, et établi ainsi pour chaque jour les heures de veille, de sommeil, de lever, de coucher et de travail intellectuel. Ces diverses indications ont été consignées dans des tableaux qu'on trouvera dans le cours de ce travail et quelques-unes d'entre elles sont reproduites dans un certain nombre de tableaux graphiques.

(1) Le travail nécessité par la troisième édition des *Nouveaux Éléments d'anatomie* et la deuxième édition de ma *Physiologie* m'avait jusqu'ici empêché de publier ces recherches *in extenso.*

Le but principal de ces recherches était d'étudier l'influence du travail intellectuel sur la sécrétion urinaire et spécialement sur l'élimination de l'acide phosphorique. Mais avant d'aborder cette question (qui sera traitée dans une autre partie de ce travail), il m'a paru utile, en présence des chiffres variables donnés par les auteurs pour l'élimination de l'acide phosphorique, d'étudier sur moi-même comment se faisait cette élimination dans les conditions ordinaires. Chemin faisant, j'ai constaté, à propos du régime alimentaire, de la quantité d'urine, de sa densité, certains faits qui m'ont paru assez intéressants pour être mentionnés. C'est par ces faits que je commencerai.

Mais auparavant quelques mots sur les conditions climatériques et individuelles pendant les 46 jours d'expériences.

CONDITIONS CLIMATÉRIQUES. — Du 1er décembre 1878 au 15 janvier 1879, la *pression barométrique* à Nancy a oscillé entre 726,7 (minimum, le 8 décembre) et 753,5 (maximum, le 13 janvier). Les variations ont été plus considérables du 20 décembre au 15 janvier que dans les premiers jours de décembre.

La *température* a varié entre — 11°4 (13 décembre) et + 12°4 (30 décembre). Très-basse dans les 25 premiers jours de décembre, elle s'est relevée les jours suivants pour baisser de nouveau dans les premiers jours de janvier et se relever du 10 au 15.

L'*état hygrométrique*, pris à 2 heures du soir, a oscillé entre 58 (10 décembre) et 97 (7 janvier). Ses variations ont été considérables, sauf du 12 au 27 décembre où il est resté presque stationnaire dans les environs de 90.

Pendant toute cette période, le ciel a été toujours couvert ou nuageux. Il y a eu 12 jours de brouillard, 14 jours de neige, et 4 jours de pluie (sans compter les jours où la pluie alternait avec la neige). Le sud-ouest a été le vent dominant, surtout en décembre.

CONDITIONS INDIVIDUELLES. — *Age :* 48 ans. *Taille :* 1m,62. Le *poids,* qui était, au début des recherches, de 70k,507, était à la fin de 69k,905, soit une perte totale de 905 grammes, soit 13 grammes par jour, chiffre tout à fait insignifiant. Pour la facilité des calculs, j'ai cru pouvoir adopter le chiffre moyen de 70 kilogr. Sauf quelques douleurs rhumatismales légères, la santé a été bonne pendant tout le temps de ces recherches.

EMPLOI DU TEMPS. — Comme il a été dit plus haut, l'emploi du temps a été noté heure par heure pour chaque journée. Les chiffres moyens de ces 46 jours ont été : 6 heures et demie de sommeil, et 17 heures et demie de veille par jour (lever, 15 heures ; coucher, 9 heures) et 7 heures de travail cérébral (travail intellectuel, lecture, étude, composition, calculs, correction d'épreuves, théâtre). Il m'a paru inutile de donner le tableau numérique qui contient ces résultats ; je me suis contenté de les représenter dans le tableau graphique I.

I. — Régime alimentaire.

J'aurais dû, pour arriver à une exactitude absolue, me soumettre à la ration d'entretien. Mais je me heurtais ainsi à des difficultés presque insurmontables. Je pouvais en effet adopter un régime uniforme constitué par un petit nombre d'aliments très-simples dont la composition fût connue et dont l'analyse une fois faite donnât la teneur en albuminoïdes, graisse, hydrocarbonés, etc. ; mais dans ce cas il m'eût été bien difficile de suivre pendant longtemps un régime aussi peu varié, et cette uniformité même eût modifié d'une façon trop radicale mon genre de vie habituel et par suite les phénomènes que je voulais étudier. D'un autre côté, si je prenais une nourriture plus variée et se rapprochant des conditions ordinaires de mon alimentation, il m'était impossible, avec les ressources dont je disposais dans mon laboratoire, de faire ou faire faire les analyses de tous les aliments que j'ingérais. Je me suis donc décidé à suivre simplement mon régime ordinaire, sans rien changer à mon genre de vie et à mes habitudes. Je me suis contenté de peser exactement tous les aliments solides et liquides que je prenais, rejetant cependant ceux dont la préparation par trop compliquée n'eût pas permis d'en connaître les parties constituantes. La composition de ces substances alimentaires a été déterminée de la façon suivante. Quelques analyses ont été faites par moi-même dans mon laboratoire, spécialement pour doser la quantité d'eau. Mon collègue, M. Ritter, a bien voulu analyser le vin et le lait dont je me servais. Pour le reste, je me suis adressé surtout au traité de Moleschott (*Physiologie der Nahrungsmittel*), plus rarement au livre de Payen (*Des Substances alimentaires*). En outre, j'ai utilisé un certain nombre d'analyses données dans la *Zeitschrift für Verfälschung der Lebensmittel*, dans Janke (*Laboratoire de chimie hygiénique de Brême*) et quelques autres analyses éparses dans des recueils spéciaux français ou étrangers.

Je m'exposais évidemment, avec cette manière d'agir, à des erreurs assez considérables peut-être; cependant, malgré ces causes d'erreur, les chiffres obtenus peuvent, je crois, être utilisés avec certaines réserves et donner des notions suffisantes sur les rapports des divers principes alimentaires entre eux et sur les variations de ces rapports.

Les variations de composition des substances alimentaires ne sont pas du reste aussi considérables qu'on le croirait au premier abord et si les recherches de Toldt (1), Leube, Salkowsky, ont montré des différences dans la composition de la viande, par exemple, ces différences restent dans des limites assez restreintes. Ainsi, pour ne prendre ici que l'eau et l'albumine, Ekern et H. Wattenberger ont constaté que, dans la viande fraîche de mouton prise dans diverses régions et sur des animaux dont l'âge variait de 7 mois à 39 mois, la quantité d'eau oscillait entre 78,7 et 81,1 p. 100, celle de l'albumine insoluble (myosine) entre 14,9 et 15,7 p. 100.

J'ai établi pour chaque jour les quantités d'albumine, de graisse, d'hydrocarbonés, de sucre, d'acide phosphorique, d'eau et d'alcool contenus dans chaque substance alimentaire ingérée, et à l'aide de ces 46 tableaux j'ai dressé le tableau général ci-après (Tableau I) qui résume jour par jour la quantité d'aliments simples ingérés en 24 heures. Le tableau graphique II représente les courbes des principales catégories d'aliments simples pendant ces 46 jours. (Les corps gras ont été comptés dans les aliments solides.)

Les faits suivants ressortent de l'inspection de ce tableau.

1° La *quantité moyenne* d'aliments solides ingérés en 24 heures a été de 387 grammes. Cette quantité est inférieure à celle qui est donnée par la plupart des auteurs. Il est vrai que la plupart du temps les chiffres se rapportent à des ouvriers qui sont obligés de fournir une certaine somme de travail physique et habitués à une alimentation plus abondante et moins nutritive. Pour ceux-ci en effet, les moyennes (2) donnent 705 grammes d'aliments solides par jour pour un travail modéré, 871 grammes pour un travail intense. Mais, même dans le cas d'un repos physique absolu, la moyenne, 460 grammes, est encore supérieure au chiffre de

(1) On trouvera à la fin de ce travail l'index alphabétique des mémoires cités dans le courant de ces recherches.

(2) Ces moyennes ont été prises d'après les chiffres donnés par Playfair, J. Förster, C. Voit, Steinheil, Moleschott, Wolff. Je n'ai pas utilisé les chiffres donnés par Payen et Ranke qui, pour la plupart, sont exagérés, surtout pour les aliments non azotés.

Tableau I.

Tableau des « ingesta » du 1ᵉʳ décembre au 15 janvier.

DÉCEMBRE	l'H²O⁵.	H²O total.	H²O des boissons.	ALBUMINE.	GRAISSE.	HYDRO-CARBONÉS.	SUCRE.	TOTAL des hydrocarbonés et du sucre.	TOTAL des aliments non azotés.	ALCOOL.	TOTAL des aliments solides.
1ᵉʳ	3,459	1825	1430	98,03	78,72	179,91	39,47	219,38	298,10	65,99	396,13
2	3,214	1710	1379	95,74	59,31	196,34	44,67	241,01	300,32	65,17	396,06
3	2,795	1710	1303	89,04	55,45	194,73	55,33	250,06	305,51	43,02	394,55
4	2,678	1793	1442	87,66	58,94	172,27	55,87	228,14	287,08	55,26	374,74
5	2,991	2027	1433	79,59	78,03	213,80	80,16	293,96	371,99	67,36	451,58
6	2,677	1786	1489	108,09	55,61	143,01	55,72	198,73	251,31	74,66	362,43
7	2,771	1655	1321	82,63	52,86	157,62	41,34	198,96	251,81	60,52	331,17
8	3,654	2205	1729	101,70	95,11	241,37	62,05	303,42	398,53	89,54	500,23
9	2,773	1850	1478	90,54	70,51	219,20	53,83	273,03	313,51	68,41	431,08
10	2,821	1831	1476	94,52	44,99	183,56	41,81	225,40	269,49	53,55	361,01
11	3,262	1687	1189	89,25	46,42	198,65	57,15	255,80	302,22	49,68	391,17
12	2,498	1395	997	95,15	14,04	145,58	59,82	205,40	219,44	42,70	311,59
13	2,596	1752	1309	72,00	51,80	141,42	57,38	198,80	250,60	63,53	322,60
14	2,219	1951	1653	52,53	69,04	147,46	72,02	219,48	288,52	82,35	311,05
15	2,707	1768	1337	92,14	65,76	170,80	74,58	245,38	311,14	62,11	403,58
16	2,870	1736	1313	102,12	72,43	159,89	59,86	219,75	292,18	55,26	394,30
17	3,055	1611	1269	90,29	60,20	150,15	70,59	220,74	280,94	43,02	371,23
18	3,035	1807	1472	76,34	59,92	170,39	61,48	231,78	291,70	55,26	368,04
19	2,057	1784	1395	74,92	38,30	129,90	108,31	238,21	276,51	55,26	351,13
20	2,628	1901	1425	76,60	60,77	172,77	73,57	246,34	307,11	55,26	383,71
21	2,269	2097	1711	100,20	51,17	140,36	77,78	218,14	272,31	77,50	372,51
22	»	»	»	»	»	»	»	»	»	»	»
23	3,070	2099	1655	125,41	78,96	259,25	53,39	312,64	391,60	65,26	517,01
24	»	»	»	»	»	»	»	»	»	»	»
25	»	»	»	»	»	»	»	»	»	»	»
26	2,990	1699	1315	95,19	49,29	138,60	48,98	187,58	236,87	51,34	332,06
27	2,793	1612	1259	89,67	62,75	173,58	79,65	253,23	315,98	42,93	405,65
28	3,275	1899	1440	114,28	70,58	150,14	86,33	236,47	307,45	49,23	421,73
29	3,002	1318	1021	81,30	41,88	138,78	35,61	174,39	219,27	37,68	300,57
30	3,605	2255	1932	108,21	55,23	242,87	36,93	279,80	335,03	81,95	443,27
31	2,855	1879	1437	103,49	55,14	152,33	50,89	203,22	258,36	61,02	361,85
JANVIER.											
1ᵉʳ	2,532	1893	1034	76,16	69,21	181,92	68,58	250,50	319,71	48,48	395,87
2	2,475	1810	1453	86,65	45,52	133,89	43,31	177,20	223,02	52,02	309,07
3	2,606	2015	1550	109,96	63,66	183,87	76,90	260,77	324,13	70,06	434,39
4	2,561	1465	1105	89,17	42,87	138,17	47,21	185,38	228,25	30,78	310,42
5	»	»	»	»	»	»	»	»	»	»	»
6	3,179	1495	1135	116,80	94,76	211,02	87,80	298,82	393,52	43,93	510,32
7	2,190	1351	1096	72,88	81,82	136,65	41,59	178,24	260,06	41,38	332,94
8	2,519	1562	1177	80,79	35,70	139,39	43,71	183,10	218,80	53,62	299,59
9	3,110	1459	1068	89,51	72,88	217,00	51,06	268,06	310,94	39,19	430,18
10	3,124	1714	1281	75,40	54,73	271,53	65,06	336,59	394,32	51,55	469,72
11	2,524	1378	1075	87,88	70,69	199,48	67,05	266,53	337,22	48,56	425,10
12	»	»	»	»	»	»	»	»	»	»	»
13	2,522	1405	1057	82,42	49,41	172,42	61,80	234,22	283,63	46,72	366,05
14	3,663	1412	1055	121,36	71,59	186,96	36,56	223,52	295,11	31,56	419,17
15	2,560	1492	990	100,75	58,90	129,19	51,23	183,42	242,11	28,15	343,16
(41 jours.)											
Totaux . .	116.532	70644	54540	3752,72	2540,80	7189,14	2439,25	9628,39	12129,19	2219,26	15881,91
Moyennes	2,812	1722	1330	91,52	61,99	175,31	59,49	234,84	295,83	51,87	387,35
Minima . .	2,057	1318	990	52,53	35,70	129,19	35,61	174,39	218,80	28,15	299,59
Maxima . .	3,663	2255	1932	125,41	95,11	271,53	108,31	339,59	398,53	89,54	517,01

387 grammes. Il est regrettable que dans presque toutes les expériences, les recherches n'aient porté que sur des ouvriers astreints à un travail purement physique et presque jamais sur des hommes adonnés aux travaux intellectuels. Il serait intéressant, je crois,

d'étudier le régime de ces derniers. J'ai trouvé cependant dans J. Förster, pour deux *jeunes* médecins la moyenne de 552 grammes d'aliments solides par jour. Il y a évidemment aussi à faire la part de l'influence de l'âge.

En tout cas, chez moi, la quantité de 387 grammes a suffi pour couvrir les pertes faites par les *excreta*; on a vu plus haut, en effet, que la perte de poids n'a été, en moyenne, que de 13 grammes par jour, chiffre tout à fait insignifiant.

2° La *quantité totale* d'aliments solides ingérés par jour varie dans des limites assez étendues; le minimum a été 299 grammes, le maximum 517 grammes. Inutile de s'appesantir sur ce fait.

3° L'inspection des tableaux et des courbes ne révèle aucun rapport entre les variations journalières de la quantité d'aliments solides ingérés en 24 heures et les conditions climatériques.

4° Il ne paraît pas y avoir de rapport *étroit* entre la quantité d'aliments solides et la quantité des boissons.

5° Il *semble* y avoir un certain rapport entre le travail cérébral et la quantité d'aliments. Ainsi, en examinant le tableau graphique III qui représente, jour par jour, les courbes de la totalité des aliments solides et du travail cérébral, on voit que, presque toujours, aux ascensions de la courbe du travail cérébral correspondent, *le jour suivant*, des ascensions de la courbe de la quantité d'aliments. Il y a cependant quelques exceptions, ainsi les 12, 15 et 18 décembre et le 7 janvier. Il m'a paru aussi que l'augmentation d'aliments portait plutôt, dans ces cas, sur les aliments non azotés que sur les aliments albuminoïdes. Il semblerait donc que le travail cérébral augmente le besoin d'aliments et peut-être surtout d'aliments non azotés. Y a-t-il dans ces faits un rapport de cause à effet ou une simple coïncidence? C'est ce qu'il m'est impossible de préciser actuellement, et ce qui ne pourra l'être que par des recherches ultérieures. En tout cas, j'ai cru devoir appeler l'attention sur ce sujet.

Pour les différentes catégories d'aliments simples, il me suffira de mettre en regard les moyennes données par les auteurs et celles que j'ai trouvées sur moi-même.

On voit que là encore, et pour toutes les catégories d'aliments, mes chiffres sont inférieurs à ceux des auteurs. L'inspection des tableaux graphiques ne montre pas du reste de rapport entre les diverses catégories d'aliments et les conditions climatériques et individuelles.

L'étude du rapport des divers aliments entre eux et avec la quantité totale fournit quelques résultats intéressants.

Tableau II.

	ALBUMINE.	GRAISSE.	HYDRO-CARBONÉS.	TOTAL des aliments non azotés.	TOTAL des aliments solides.
Ouvriers : Repos absolu	98	40	332	372	460
Travail modéré	135	50	520	570	705
Travail intense	157	89	625	714	871
Jeunes médecins	130	95	327	422	552
Moi-même	92	61	235	296	388

Si on représente par 100 la quantité totale d'aliments solides ingérés en 24 heures, on trouve en moyenne 24 p. 100 d'aliments azotés et 76 p. 100 d'aliments non azotés (16 p. 100 de graisse et 60 p. 100 d'hydrocarbonés). Le tableau suivant permet de comparer ces chiffres aux moyennes extraites du tableau II.

Tableau III.

	ALBUMINE.	GRAISSE.	HYDRO-CARBONÉS.	TOTAL des aliments non azotés.	TOTAL des aliments solides.
Ouvriers : Repos absolu	20	8	72	80	100
Travail modéré	19	8	73	81	100
Travail intense	18	10	72	82	100
Jeunes médecins	24	17	59	76	100
Moi-même	24	16	60	76	100

On voit par ce tableau que les chiffres que j'ai obtenus sont à peu près identiques à ceux qui ressortent des résultats donnés par J. Förster pour les deux jeunes médecins chez lesquels le travail intellectuel prédomine sur le travail physique.

Si, au lieu de prendre les moyennes, on examine les courbes qui indiquent jour par jour les quantités relatives p. 100 de chaque catégorie d'aliments, et qu'on les compare à la courbe journalière du travail cérébral, on voit (et la chose est sensible sur le tableau graphique IV) que la proportion d'aliments non azotés augmente presque toujours le lendemain des jours où le travail cérébral a duré le plus longtemps. Il n'y a d'exception que pour le 15 décembre et les 10 et 13 janvier, jours où l'augmentation a porté sur les albuminoïdes. Inutile de revenir sur les réserves qui ont été faites plus haut sur ce sujet.

II. — EXCRETA.

1° Urine.

Je ne m'occuperai ici que de la *quantité* d'urine, réservant pour des chapitres ultérieurs tout ce qui concerne sa densité et sa composition.

Le tableau ci-après (Tableau IV) donne, jour par jour, dans cinq colonnes :

1° La quantité d'eau des boissons en centimètres cubes (colonne A);

2° La quantité totale d'eau ingérée (B);

3° La quantité d'urine (C);

4° La différence de ces deux dernières quantités (D);

5° Le rapport entre la quantité d'eau ingérée = 100 et la quantité d'urine (E).

On voit dans ce tableau que la *quantité moyenne* d'urine émise par jour a été de 1,088 centimètres cubes, soit 45^{cc},33 par heure et 0^{cc},64 par heure et par kilogramme de poids vif (minimum : 732 centimètres cubes, le 27 décembre; maximum : 1,505 centimètres cubes, le 6 décembre). Ce chiffre est notablement inférieur à la moyenne donnée par la plupart des auteurs. Ainsi Neubauer et Vogel indiquent comme moyenne en 24 heures pour des personnes buvant *modérément*, 1,200 à 1,400 centimètres cubes par jour, soit 1,300 centimètres cubes, ce qui fait 54 centimètres cubes par heure et 1 centimètre cube environ par heure et par kilogramme de poids vif. En prenant les chiffres moyens donnés par un certain nombre de physiologistes qui se sont occupés de cette question (Kaupp, Draper, etc.), je trouve, pour 13 séries d'observations prises sur des hommes d'âge différent, une moyenne totale de 1,476 centimètres cubes par jour, soit 60 centimètres cubes par heure. La nature et la quantité des aliments, le genre de vie, les habitudes, la race, le poids, la taille, etc., influent du reste énormément sur la quantité d'urine éliminée et expliquent les variations considérables constatées par les observateurs. Ainsi les moyennes données par les auteurs varient de

Tableau IV

Indiquant jour par jour les quantités d'eau ingérée et les quantités d'urine éliminée.

DATES.	A QUANTITÉ d'eau des boissons en centimètres cubes.	B QUANTITÉ totale d'eau ingérée en centimètres cubes.	C QUANTITÉ d'urine en centimètres cubes.	D DIFFÉRENCE entre B et C.	E RAPPORT de B = 100 à C.
Décembre.					
1er	1430	1825	1099	726	60
2	1379	1710	1208	502	70
3	1303	1710	934	776	54
4	1442	1793	1248	545	69
5	1433	2027	1050	977	51
6	1489	1786	1505	281	84
7	1321	1655	982	673	59
8	1729	2205	1260	945	57
9	1478	1850	1032	818	79
10	1476	1831	1136	695	62
11	1189	1687	1121	566	66
12	997	1395	1317	48	96
13	1309	1752	866	886	49
14	1653	1951	882	1069	45
15	1337	1768	931	837	52
16	1313	1736	1416	320	81
17	1269	1614	865	779	52
18	1172	1807	975	832	85
19	1395	1784	1131	653	57
20	1425	1901	1218	683	56
21	1711	2097	1287	810	61
22	»	»	(1148)	»	»
23	1655	2099	1316	783	62
24	»	»	(1164)	»	»
25	»	»	(1005)	»	»
26	1315	1699	991	708	58
27	1250	1612	732	880	45
28	1410	1899	982	917	51
29	1021	1318	972	346	73
30	1932	2255	1312	943	58
31	1437	1879	1047	832	55
Janvier.					
1er	1034	1393	781	612	56
2	1453	1840	1252	588	68
3	1550	2018	1213	805	60
4	1109	1465	860	605	58
5	»	»	(899)	»	»
6	1135	1495	950	545	63
7	1006	1334	1152	182	86
8	1177	1562	1126	436	72
9	1068	1459	985	474	67
10	1281	1714	816	898	47
11	1075	1378	1288	90	93
12	»	»	(958)	»	»
13	1037	1405	1126	279	80
14	1055	1412	1114	298	78
15	990	1492	1118	374	74
Totaux . .	54540	70611	44626		
Moyennes .	1330	1722	1088	634	63

1,875 (Mosler) à 801 centimètres cubes (Moos, sur lui-même). Le chiffre qui se rapproche le plus du mien est celui de Draper (1,082 centimètres cubes). Il faut dire aussi que, dans la plupart des cas, la quantité de boissons (et d'eau totale ingérée) est supérieure et de beaucoup à la quantité d'eau ingérée dans le cas actuel.

La quantité moyenne d'eau des boissons en 24 heures a été de 1,330 centimètres cubes, celle de l'eau contenue dans les aliments solides de 392, ce qui donne comme quantité totale d'eau ingérée en 24 heures 1,722 centimètres cubes. Si on retranche de ce chiffre les 1,088 centimètres cubes d'urine, il reste 634 centimètres cubes d'eau qui ont été éliminés par une autre voie (intestin, peau, poumons). En somme, 63 p. 100 de la quantité totale d'eau introduite dans l'organisme ont été éliminés par l'urine. Cependant l'inspection de la colonne E du tableau IV montre que ce rapport subit des variations assez notables pouvant aller de 45 à 93 p. 100. Ces variations deviennent encore plus sensibles quand on examine la courbe graphique V qui représente jour par jour la quantité d'urine comparée à la quantité d'eau totale introduite = 100.

Si, au lieu de prendre les quantités *relatives* d'eau ingérée et d'urine éliminée, on prend les quantités absolues, telles qu'elles sont données pour chaque jour dans le tableau graphique VI, on voit que les deux courbes se correspondent par places, principalement quand la quantité de boissons est assez considérable (ainsi les 8 et 10 décembre et le 3 janvier); mais, à certains jours, il y a une opposition complète entre les deux courbes. C'est qu'en effet, un facteur essentiel, l'élimination de l'eau par la peau et les poumons, intervient et c'est cette perspiration insensible qui, en *cas de boissons modérées,* constitue le régulateur principal de la quantité d'urine.

Variations horaires de la quantité d'urine. — La courbe des variations horaires de la quantité d'urine émise en 24 heures est représentée dans le tableau graphique VII. Pour établir cette courbe, j'ai calculé, pour chaque journée, la quantité d'urine éliminée par heure; ce tableau étant fait pour les 46 jours d'observation, j'ai pris alors pour chaque heure la moyenne de ces 46 jours et c'est à l'aide de ces moyennes que j'ai dressé le tableau final et tracé la courbe graphique. On voit sur ce tracé que la quantité d'urine est au minimum le matin vers 7 heures et demie; à partir de là, la courbe s'élève graduellement jusqu'à midi et demi, sauf une légère inflexion entre 10 heures et 11 heures. C'est à midi et demi environ que la quantité d'urine atteint son maximum ; elle redescend alors jusqu'à 6 heures du soir, reste ensuite à peu près station- naire, sauf une légère augmentation à 9 heures et demie et décroît lentement pendant la nuit jusqu'au minimum du matin.

Si on compare cette courbe aux variations horaires trouvées par quelques physiologistes, on constate certaines différences qui portent d'abord sur les chiffres eux-mêmes, ensuite sur leur inter- prétation.

Ainsi Beigel donne les chiffres suivants pour l'homme et pour la femme (quantités d'urine émises par heure) :

	Homme.	Femme.
De 10 heures du soir à 7 heures du matin. . . .	39cc	30cc
De 7 heures du matin à 1 heure de l'après-midi. .	95	29
De 1 heure de l'après-midi à 10 heures du soir. .	81	27

chiffres qui, comme on le voit, sont loin de concorder.

Draper, recueillant les urines à des intervalles de 4 heures en 4 heures, a trouvé :

De 6 h. 1/2 à 10 h. 1/2 du matin	46cc,0	par heure.
De 10 h. 1/2 à 2 h. 1/2 du soir	50 ,5	—
De 2 h. 1/2 à 6 h. 1/2 du soir.	43 ,7	—
De 6 h. 1/2 à 10 h. 1/2 du soir	47 ,0	—
De 10 h. 1/2 à 6 h. 1/2 du matin (nuit). . . .	35 ,6	—

le maximum tombe donc dans le milieu du jour (10 heures et demie du matin à 2 heures et demie du soir), le minimum dans la nuit.

Les chiffres d'Hammond, pour une moyenne de 8 jours, sont très-différents des précédents. Il partage la journée en trois périodes pour lesquelles il donne les chiffres suivants d'urine par heure :

Matin.	74cc,1
Après-midi.	63 ,8
Nuit	79 ,8

Enfin, d'après Neubauer et Vogel (*De l'Urine*, p. 387, trad. française de la 5e édition), en Allemagne et d'après des expériences faites sur 7 hommes, le volume maximum d'urine par heure (77 cen- timètres cubes) était éliminé dans l'après-midi, après le repas principal ; le minimum (58 centimètres cubes) était évacué pen- dant la nuit, et la quantité moyenne (69 centimètres cubes) dans la matinée. On voit que ces chiffres concordent assez avec les nôtres et répondent à la courbe tracée dans le tableau graphique VII.

Du reste, la diminution de la quantité d'urine pendant la nuit est aujourd'hui un fait bien établi et je n'ai trouvé d'observations contraires que celles d'Hammond et de Beigel (pour les femmes seulement). Tous les autres auteurs qui se sont occupés de la question sont arrivés au même résultat, comme on peut le voir par les chiffres suivants :

Kaupp (moyenne de 82 jours) :

Jour (6 h. du matin à 6 h. du soir) : 889,7 centimètres cubes, soit 74^{cc},1 par heure ;

Nuit (6 h. du soir à 6 h. du matin) : 468,7 centimètres cubes, soit 38^{cc},9 par heure.

Draper (moyenne de 24 jours) :

Jour (7 h. du matin à 7 h. du soir) : 547 grammes, soit 45^{gr},5 par heure ;

Nuit (7 h. du soir à 7 h. du matin) : 537 grammes, soit 44^{gr},7 par heure.

Neubauer et Vogel :

Jour : 876 centimètres cubes, soit 73 centim. cubes par heure.
Nuit : 696, soit 58 centimètres cubes par heure.

Speck, qui a comparé la quantité d'urine dans le repos et dans le mouvement musculaire, a trouvé :

Pour le repos : Jour, 128 centimètres cubes par heure.
—   Nuit, 99 centimètres cubes par heure.
Pour le mouvement : Jour, 80 centimètres cubes par heure.
—   Nuit, 68 centimètres cubes par heure.

La même diminution a du reste été constatée par Quincke pendant le sommeil.

Pour moi, en prenant la moyenne par heure, j'ai trouvé les chiffres suivants :

Jour (6 h. du matin à 6 h. du soir), 51,9 centimètres cubes.
Nuit (6 h. du soir à 6 h. du matin), 38,1 centimètres cubes.

Si, au lieu de prendre les chiffres absolus, on prend le rapport de la quantité d'urine du jour (100) à celle de la nuit, on a les proportions suivantes :

	Jour.	Nuit.
Kaupp.	100	52,4
Draper	100	98,2
Neubauer et Vogel.	100	79,4
Speck : { Repos.	100	77,0
{ Mouvement.	100	85,0
Moi-même	100	73,4

Donc, en résumé, en éliminant les chiffres extrêmes de Kaupp et de Draper, la proportion de l'urine de la nuit à celle du jour (par heure) paraît être de 75 à 80 p. 100.

A quoi tiennent ces variations horaires de la quantité d'urine ? Je ferai remarquer d'abord que la plupart des recherches faites sur cette question pèchent par un des deux points suivants et souvent par tous les deux : les urines n'ont pas été recueillies à des intervalles assez répétés, d'heure en heure par exemple ; les recherches n'ont pas porté sur un laps de temps assez considérable. J'ai pu au contraire, en m'astreignant à ces deux précautions, non-seulement me faire une idée générale de la marche de l'excrétion urinaire pendant les 46 jours de l'expérience, mais encore en dresser la courbe aussi exacte que possible surtout pour les heures de la journée.

Le fait dominant, quand on examine cette courbe, c'est le maximum de midi et demi. A quelle cause faut-il le rattacher ? Neubauer et Vogel n'hésitent pas. En Allemagne, disent-ils, le maximum d'urine est éliminé dans l'après-midi, *après le repas principal*. Il en résulterait implicitement que dans les pays où le repas principal a lieu à une autre heure, le maximum devrait se déplacer d'une façon correspondante. En est-il ainsi réellement ?

Il est bien certain que l'ingestion des aliments et des boissons augmente la quantité d'urine. C'est là un fait banal. Cette augmentation, comme l'ont montré les recherches de Voit et de Panum, se montre même quand il n'y a que des aliments solides et abstinence de boissons. Voit, après un repas d'œufs et de viande sans boissons, a vu la quantité d'urine augmenter à partir de la 2e heure pour atteindre son maximum 7 heures après le repas, et Panum a constaté la même chose chez le chien ; seulement, l'augmentation portait sur la 2e et la 3e heure après le repas. Quand on ajoute des boissons aux aliments solides, l'augmentation est plus sensible et, d'après les recherches de C. P. Falck et d'Oppenheim, le maximum d'urine se montre alors entre la 1re et la 6e heure après le repas. Je ne parle ici, bien entendu, que de boissons *modérées*, laissant de côté les cas où il s'agit de boissons abondantes ou prises en quantités considérables.

J'ai indiqué sur le tableau graphique VII les quantités d'eau ingérées (en moyenne) par heure pour chacun des trois repas et les heures auxquelles ces repas ont été pris. Si on compare les deux courbes, on voit que le maximum d'urine (midi et demi) vient une heure et demie après le maximum d'eau ingérée au déjeuner. On constate en outre que le premier déjeuner (thé) est suivi presque immédiatement d'une augmentation d'urine, mais relativement bien moins marquée ; le repas principal, le dîner, n'est suivi au contraire que d'une augmentation très-légère qui ne se montre que deux heures et demie à trois heures après l'ingestion des aliments. La seule inspection de cette courbe suffit pour montrer l'indépendance relative qui existe entre la quantité d'urine éliminée et la quantité d'aliments et de boissons ingérés. Si la quantité d'urine était en rapport avec la quantité d'eau introduite, le maximum devrait se montrer après le repas principal qui a lieu le soir, ce qui n'est pas. A moins de supposer une particularité individuelle, ce qui me semble peu admissible, on est conduit à cette conclusion, qu'une cause autre que l'alimentation détermine les variations de la quantité de l'urine et que cette cause joue même, dans les conditions ordinaires d'une alimentation modérée, un rôle prépondérant.

Une autre remarque à faire, à propos de la courbe graphique VII, c'est que mes recherches ont été faites pendant l'hiver et par un froid très-vif et j'ai des raisons de croire, raisons qui seront données plus loin, que pour une période de chaleurs la courbe des variations de la quantité d'urine pourrait être profondément modifiée.

Winternitz et Weigelin ont du reste constaté des variations horaires de la quantité d'urine dans l'inanition, ce qui prouve bien que si l'alimentation a une influence, cette influence n'est pas la seule. Seulement les deux auteurs ne s'accordent pas sur le moment de la journée auquel a lieu le maximum ; Winternitz le place entre 8 et 10 heures du matin, Weigelin entre 2 et 4 heures du soir. Chez ce dernier, l'inanition n'était pas complète, car il prenait un peu d'eau toutes les deux heures ; c'était toutes les deux heures aussi qu'avait lieu l'émission d'urine ; le minimum d'urine tombait le matin entre 2 et 4 heures.

Pour éliminer l'influence de l'alimentation sans avoir recours à l'abstinence, j'ai employé le moyen suivant (1). De 6 heures du matin à 10 heures du soir, j'ai ingéré toutes les heures un repas composé de la façon suivante : pain, 22 grammes ; viande (filet froid et langue fumée), 15 grammes ; œuf dur, un quart ; gruyère,

(1) Ce moyen pourrait être employé utilement dans des recherches continuées pendant un certain temps.

10 grammes; 2 cuillerées de crème et deux petits gâteaux secs;
eau, 112 centimètres cubes; vin blanc, 112 centimètres cubes.
Il y a eu ainsi 17 repas, parfaitement égaux comme quantité et
espacés régulièrement d'heure en heure. La quantité totale d'aliments a donc été pour les 24 heures :

Pain . . . . 374 grammes.
Viande . . . . 255 —
4 œufs et ¹/₁.
Gruyère. . . . . 170 grammes.
Gâteaux secs. . . . . . 68 —
Eau . . . . 3,808 centimètres cubes.

L'expérience a eu lieu le 21 juillet, la température de la cham-
bre variant de 21°5 à 24 degrés, la température extérieure plus
élevée de quelques degrés. A 5 heures du matin, l'urine de la nuit
a été émise et à partir de ce moment jusqu'à 6 heures du matin
le lendemain, la miction a eu lieu toutes les heures; il n'y a eu
d'exception que pour la nuit, où le sommeil a été ininterrompu de
11 heures et demie à 2 heures du matin, de sorte que le chiffre des
urines de 2 heures du matin (171 centimètres cubes) représente
les urines de trois heures. Le tableau ci-dessous (tableau V)
montre la marche de l'expérience, marche qui se voit encore
mieux sur le tableau graphique VIII.

Tableau V.

HEURES.	QUANTITÉ d'urine en centimètres cubes.	DENSITÉ de l'urine.	HEURES.	QUANTITÉ d'urine en centimètres cubes.	DENSITÉ de l'urine.
6 (matin)	(50)[1]	(33,0)	7	58	29,3
7 —	53	32,5	8	55	30,3
8 —	67	28,7	9	53	31,6
9 —	54	31,0	10	45	38,0
10 —	50	33,3	11	53	36,2
11 —	45	36,3	Minuit.	»	•
Midi.	38	37,3	1	»	»
1	34	40,2	2	171	30,3
2	35	40,8	3	43	35,3
3	38	41,7	4	80	33,3
4	35	39,3	5	45	32,3
5	48	38,3	6	41	34,3
6	59	28,3	Pour 24 h.	1.200	

(1) Les chiffres entre parenthèses n'entrent pas dans le compte des 24 heures.

Les chiffres plus gras indiquent les heures des repas qui, chaque fois, ont été précédés de l'émission de l'urine.

Les faits qui résultent de l'examen de ce tableau sont les suivants :

1° La totalité des boissons, $24 \times 17 = 3,808$ centimètres cubes ; si on en retranche les 1,200 centimètres cubes d'urine, on a un chiffre de 2,608 centimètres cubes qui représente la quantité d'eau éliminée par la peau, les poumons et l'intestin ; en un mot, 31,5 p. 100 seulement de l'eau introduite ont été éliminés par les urines. Ce chiffre est inférieur au chiffre le plus bas (45 p. 100) qu'on rencontre dans la colonne E du tableau IV, ce qui s'explique d'abord par la quantité plus forte de boissons ingérées, ensuite et surtout par la température élevée et l'augmentation correspondante de la perspiration insensible.

2° Quoique l'influence de l'alimentation et des boissons soit tout à fait annulée par le procédé employé, on voit, et ceci est surtout sensible sur le tableau graphique VIII, que la courbe de la quantité d'urine présente des variations considérables qui, par conséquent, ne peuvent être attribuées qu'à d'autres causes. En tout cas, elle démontre, d'une façon positive, l'indépendance relative de l'alimentation et de la sécrétion urinaire.

3° Si on compare la courbe graphique VIII à la courbe graphique VII, on constate des différences qui sautent aux yeux. Dans la seconde, le maximum de la quantité d'urine tombe à midi et demi ; dans la première, c'est au même moment à peu près (une heure) que tombe le minimum ; il y a donc à ce point de vue une opposition complète entre les deux courbes. Dans la courbe VIII, le premier maximum arrive beaucoup plus tôt (vers 8 heures du matin) et en outre, on constate vers 4 heures du matin un second maximum répondant à une élimination de 80 centimètres cubes d'urine par heure. A quoi tient cette opposition entre ces deux courbes ? A quoi tiennent les variations de la courbe VIII ?

En premier lieu, l'une des courbes résulte d'expériences faites pendant l'hiver et par un froid très-vif, l'autre au contraire correspond à une journée chaude d'été. Les conditions par conséquent sont tout à fait différentes et il se pourrait que la marche de la sécrétion fût différente dans les deux cas. Cette influence de la saison peut s'exercer de plusieurs façons, par la température, par l'éclairement de l'atmosphère, par l'état hygrométrique, et peut-être aussi par d'autres conditions encore peu connues, état électrique, magnétisme terrestre, ozone, etc. Le rôle principal me paraît revenir, quelle qu'en soit du reste la cause, à la perspiration cutanée. Ainsi l'abaissement de la courbe du tableau VIII qui suit le premier maximum a coïncidé avec une moiteur générale qui a persisté plusieurs heures et doit probablement être rattaché à la déperdition d'eau faite par la surface cutanée. On ne peut méconnaître non plus le rôle de l'innervation sensitive de la peau agissant par action réflexe soit sur les vaisseaux cutanés, soit sur les sécrétions urinaire et sudorale. C'est ainsi que le maximum de 80 centimètres cubes de la nuit de la courbe VIII m'a paru devoir être attribué à l'impression brusque de fraîcheur éprouvée en quittant le lit. Enfin, la radiation lumineuse et ses variations horaires ont probablement aussi une influence, mais qu'il est impossible actuellement de déterminer.

2° Autres « excreta ».

Fèces. Le poids des fèces, pris seulement d'une façon régulière à partir du 15 décembre, a varié entre 22 grammes et 361 grammes. La moyenne totale, comptée pour 26 jours, a été de 124 grammes. Les fèces n'ont pas été analysées, leurs caractères physiques ont du reste très-peu varié dans le cours de l'expérience et l'alimentation ayant été modérée, et n'ayant excédé que de très-peu la quantité assimilable par l'organisme, j'ai *admis* pour les fèces une composition uniforme basée sur les chiffres donnés par les auteurs.

Perspiration insensible. Sous ce nom je comprends la perte en eau et en acide carbonique faite par la peau et les poumons. Cette quantité a été obtenue pour chaque jour en retranchant de la quantité totale des *ingesta* la quantité des urines et des fèces. Mais cette différence ne comprend que le carbone éliminé par la respiration et l'eau; pour avoir la perspiration insensible dans sa totalité, il faudrait y ajouter, d'abord la quantité d'oxygène employée à former l'acide carbonique exhalé, ensuite une petite quantité d'eau formée dans l'organisme. On verra plus loin comment ces quantités ont été calculées.

Quoi qu'il en soit, la perte par la peau et les poumons en eau (sauf l'eau formée dans l'organisme) et en carbone a varié de 374 grammes (minimum) à 1,338 grammes (maximum); la moyenne totale a été de 866^{gr},15.

III. — Balance entre les « ingesta » et les « excreta ».

Les données précédentes m'ont permis de dresser, pour la période d'observation comprise entre le 15 décembre et le 15 janvier, le tableau de la *statique de la nutrition*. Le poids du corps, comme on l'a vu plus haut, n'ayant varié que dans des limites très-faibles, j'ai pu pendant tout ce temps me considérer comme soumis en réalité à la *ration d'entretien*. Ce tableau (tableau VI) contient dans sa première partie, les *ingesta* : albuminoïdes, graisse, hydrocarbonés, eau, sels, oxygène inspiré. Le chiffre de sels, 25 grammes, est arbitraire, mais ne modifie en rien le résultat et ne sert qu'à compléter le tableau. Pour les albuminoïdes, la graisse et les hydrocarbonés, j'ai calculé les quantités de carbone, d'hydrogène, d'azote et d'oxygène qu'ils contenaient. Le chiffre d'oxygène inspiré a été obtenu en calculant la quantité d'oxygène nécessaire pour oxyder le carbone et l'hydrogène des aliments et pour entrer dans la constitution de l'urine et des fèces (chiffres donnés par le tableau des *excreta*) et en retranchant de ce chiffre la quantité d'oxygène existant déjà dans les *ingesta*.

La seconde partie, les *excreta*, contient les chiffres totaux pour la peau et la respiration, l'urine et les fèces et la composition de chacun de ces produits en eau, carbone, hydrogène, azote, oxygène et sels. La partie de l'hydrogène qui n'entre pas dans la composition de l'urine et des excréments est oxydée pour former de l'eau (eau formée dans l'organisme $= 184^{gr},897$) qui vient s'ajouter à l'eau éliminée par la perspiration cutanée et pulmonaire (chiffre compris entre parenthèses). Tous les chiffres de ce tableau sont exprimés en grammes.

Tableau VI.

Ingesta.

	TOTAL.	C	H	Az	O	S
Albuminoïdes	92	48,760	6,440	14,720	20,240	1,840
Graisse	61	47,580	6,954	»	6,466	»
Hydrocarbonés	235	104,554	14,477	»	115,969	»
Eau	1722	»	»	»	»	»
Sels	25	»	»	»	»	»
Oxygène inspiré . . .	508.307	»	»	»	508.307	»
	2613,307	200,891	27,871	14,720	650,982	1,840

Excreta.

	TOTAL.	EAU.	C	H	Az	O	SELS.
Peau et respiration .	1208,521	(184,897) / 553,277	181,070			474,174	
Urine	1123,164	1076,000	5,304	1,794	12,324[1]	7,098	20,644
Fèces	124,885	92,723	14,520	2,178	2,396	8,712	4,356
	2456,570	1722,000	200,594	3,972	14,720	489,984	25,000
Eau formée dans l'organisme.	184,897			23,899		160,998	
	2641,467			27,871		650,982	
Soufre.	1,840						
	2643,307						

IV. — Densité de l'urine.

Pendant ces 46 jours de recherches, la densité de l'urine a oscillé entre 1000,5 et 1044. Mais ce ne sont là que des chiffres extrêmes qui ne se sont rencontrés qu'exceptionnellement, le chiffre 1044, trois fois, avec des quantités de 24, 28 et 32 centimètres cubes d'urine par heure, les chiffres de 1000,5, deux fois avec des quantités de 175 et 262 centimètres cubes par heure, sans qu'il m'ait été possible de les rattacher du reste à une cause déterminée quelle qu'elle fût. Les urines de 1000,5, transparentes et presque incolores, ont été émises les deux fois entre midi et une heure, et il en est de même pour toutes les urines marquant au-dessous de 1010 ; toutes celles, au contraire, qui atteignaient ou dépassaient 1040 appartenaient aux heures de la nuit et surtout de la matinée.

La moyenne totale de ces 46 jours a été de 1024,8, chiffre supérieur à celui qui est donné par Neubauer et Vogel (1020) ; mais le chiffre de Neubauer et Vogel se rapporte évidemment à de grands buveurs, le mien est identique à celui de Kaupp et un peu au-dessous de celui de Moos (1025). Les chiffres sont du reste très-variables suivant les physiologistes ; ainsi Mosler (moyenne de 7 jours) a trouvé 1016 pour 1,875 centimètres cubes d'urine, Kerner (moyenne de 11 jours) 1021 (maximum : 1027 ; minimum : 1015) pour 1,491 centimètres cubes, Bedcker 1025 à 1015 pour 1,030 à 2,160 centimètres cubes, Haughton 1021,7 pour un régime animal, 1014,71 pour un régime végétal.

Il faut remarquer que les chiffres maxima et minima donnés par

[1] Équivalent à 26,40 d'urée.

les auteurs s'appliquent à la quantité totale d'urine des 24 heures, sans comprendre les variations horaires qui, comme on le verra plus loin, présentent des différences considérables.

Pour moi, les chiffres rencontrés le plus souvent pour la densité ont été : 1030 (19 fois); puis viennent : 1018 (17 fois); 1027 (16 fois); 1031 (15 fois); 1036, 1034 et 1033 (14 fois); 1026 (13 fois); 1025 (12 fois); 1032, 1022 et 1021 (11 fois); 1037, 1024 et 1020 (10 fois), etc.

La comparaison de la densité de l'urine avec la quantité d'urine émise dans un temps donné (par heure) fournit des résultats intéressants dont la courbe graphique IX donne une idée nette. Sur la ligne des abscisses sont inscrites les quantités d'urine par heure, sur les ordonnées la densité moyenne de l'urine correspondant à chaque quantité. On voit qu'à mesure que la quantité d'urine émise par heure augmente, la densité de l'urine diminue, mais cette diminution ne marche pas proportionnellement à l'augmentation de la quantité d'urine : la courbe s'abaisse d'abord rapidement, puis plus lentement et quand l'augmentation de la quantité d'urine par heure atteint un chiffre assez considérable, la diminution de densité est à peine sensible et la courbe se rapproche de l'hyperbole.

Les *variations horaires* de la densité de l'urine sont représentées dans le tableau graphique VII et donnent lieu aux mêmes remarques que celles qui ont été faites à propos de la quantité des urines. On voit qu'à partir de 7 heures du matin, la courbe de la densité baisse rapidement jusqu'à midi, puis remonte d'abord vite, ensuite plus lentement jusqu'à 10 heures du soir environ, où elle atteint son maximum, et à partir de là elle reste à peu près à la même hauteur toute la nuit. Quand on la compare à la courbe des variations horaires de la quantité d'urine, on remarque une correspondance presque complète entre ces deux courbes, la courbe de la densité n'est en réalité, à très-peu de chose près, que la courbe de la quantité renversée. La seule exception existe entre 9 et 10 heures du soir, où la quantité d'urine accuse une légère augmentation à laquelle ne correspond pas une diminution corrélative de la densité.

Quant aux causes qui peuvent déterminer ces variations horaires de la densité de l'urine, je ne puis que renvoyer à ce que j'ai dit plus haut au sujet des variations horaires de la quantité.

DEUXIÈME PARTIE.

Élimination de l'acide phosphorique.

L'élimination de l'acide phosphorique se fait par deux voies principales : les reins et l'intestin, l'urine et les fèces. Chez l'homme, un quart ou un cinquième seulement de l'acide phosphorique total est éliminé par l'intestin. A. v. Haxthausen, dans 17 observations, a trouvé que la quantité d'acide phosphorique éliminé par les selles variait de $0^{gr},270$ à $1^{gr},080$, et était en moyenne de $0^{gr},666$ par jour. Il ne s'agira, dans ces recherches, que de l'acide phosphorique contenu dans l'urine.

Dans les urines acides, ce qui est le cas pour l'homme à l'état normal, l'acide phosphorique se trouve probablement à l'état de sels acides de sodium et de calcium : NaH^2PhO^4 et $Ca(H^2PhO^4)^2$, et de sel de magnésium, Mg^2PhO^4. Peut-être y existe-t-il encore dans d'autres combinaisons; ainsi Lehmann, dans l'urine d'un porc nourri de son, a constaté par l'évaporation la présence de cristaux de phosphate d'urée. Quoi qu'il en soit, comme tous ces phosphates sont susceptibles d'être dosés par les procédés ordinaires, l'état dans lequel ils se trouvent dans l'urine n'a aucune importance au point de vue analytique.

On a cependant, dans ces derniers temps, constaté dans l'urine humaine normale l'existence d'une petite quantité d'acide phosphoglycérique (Sotnischewsky); mais cette quantité paraît excessivement faible, et il n'a pas encore été fait de recherches précises sur ce point. Aussi ne m'occuperai-je ici que de l'acide phosphorique à l'état de phosphates.

Le dosage de l'acide phosphorique a été fait par le procédé de l'acétate d'urane tel qu'il est décrit dans Neubauer et Vogel (*Des Urines*) et dans le *Manuel de chimie pratique* de Ritter. Les liqueurs titrées ont été préparées dans le laboratoire de M. Ritter et toutes les analyses ont été faites par moi-même avec toutes les précautions nécessaires. Dans les procédés, comme celui de l'acétate d'urane, dans lesquels le résultat final s'apprécie par une teinte colorée, il est indispensable, pour que les analyses soient comparables, qu'elles soient toutes exécutées par la même personne et toujours de la même façon.

Le tableau suivant (tableau VII) donne jour par jour les résultats de ces analyses.

Tableau VII.

DATES	A Ph.O. en 24 heures.	Ph.O. TOTAL		Ph.O. PAR HEURE			... D=100
		B Lever.	C Coucher.	D Lever.	E Coucher.	F Journée.	
	Gr.	Gr.	Gr.	Gr.	Gr.	Gr.	
Décembre.							
1er	2,697	1,688	1,009	0,125	0,096	0,112	75
2	»	»	»	»	»	»	»
3	1,875	1,215	0,660	0,085	0,067	0,078	76
4	»	»	»	»	»	»	»
5	»	»	»	»	»	»	»
6	»	»	»	»	»	»	»
7	2,070	1,556	0,515	0,086	0,087	0,086	101
8	»	»	»	»	»	»	»
9	2,013	1,327	0,686	0,090	0,074	0,083	52
10	2,247	1,409	0,888	0,100	0,084	0,093	164
11	2,464	1,545	0,919	0,106	0,098	0,102	90
12	2,426	1,758	0,668	0,101	0,098	0,101	57
13	2,134	1,218	0,916	0,084	0,096	0,088	111
14	2,104	1,505	0,599	0,086	0,092	0,087	106
15	2,327	1,685	0,642	0,116	0,067	0,096	57
16	1,825	1,195	0,630	0,082	0,066	0,076	80
17	1,843	1,099	0,744	0,074	0,081	0,076	109
18	2,042	1,175	0,867	0,081	0,091	0,085	112
19	2,108	1,350	0,758	0,090	0,084	0,087	98
20	1,806	1,190	0,616	0,085	0,061	0,075	71
21	2,017	1,225	0,792	0,079	0,093	0,084	117
22	2,241	1,470	0,771	0,101	0,081	0,091	80
23	2,119	1,381	0,738	0,092	0,082	0,088	89
24	1,753	1,281	0,472	0,080	0,059	0,073	78
25	1,949	1,198	0,751	0,085	0,075	0,081	88
26	2,107	1,233	0,874	0,085	0,092	0,087	108
27	1,902	1,218	0,684	0,084	0,072	0,079	85
28	2,087	1,364	0,723	0,094	0,076	0,086	80
29	2,802	1,324	0,978	0,098	0,093	0,095	94
30	2,471	1,464	1,007	0,101	0,106	0,102	104
31	2,645	1,943	0,702	0,111	0,108	0,110	88
Janvier.							
1er	2,186	1,378	0,808	0,095	0,085	0,091	89
2	1,944	1,146	0,798	0,079	0,084	0,080	106
3	2,257	1,364	0,893	0,094	0,094	0,094	100
4	2,148	1,566	0,582	0,093	0,081	0,089	87
5	2,290	1,452	0,838	0,100	0,088	0,095	88
6	2,090	1,345	0,745	0,084	0,093	0,087	110
7	1,769	1,289	0,480	0,076	0,066	0,073	86
8	2,092	1,177	0,915	0,083	0,093	0,087	112
9	2,100	1,292	0,808	0,089	0,085	0,087	95
10	2,081	1,376	0,705	0,086	0,088	0,086	102
11	2,017	1,428	0,589	0,084	0,084	0,084	100
12	2,008	0,978	1,030	0,072	0,098	0,083	136
13	2,158	1,350	0,808	0,093	0,085	0,089	91
14	2,369	1,388	0,981	0,099	0,098	0,098	98
15	2,396	1,820	0,576	0,107	0,082	0,099	76
Totaux	87,479	56,364	31,115	3,735	3,481	»	»
Moyennes par jour	2,133	1,374	0,758	0,091	0,084	0,088	92

La première colonne (A) contient la totalité de l'acide phospho-rique éliminé en 24 heures ; la deuxième colonne (B), la quantité totale d'acide phosphorique éliminé pendant les heures pendant lesquelles j'étais resté levé ; la troisième colonne (C), les mêmes indications pour les heures pendant lesquelles j'étais resté couché ; la quatrième colonne (D), la quantité d'acide phosphorique *par heure* pour le lever ; la cinquième colonne (E), la quantité d'acide phosphorique *par heure* de coucher ; la sixième colonne (G), le rapport entre la quantité d'acide phosphorique par heure de le-ver = 100 (colonne D) et la quantité d'acide phosphorique par heure de coucher (colonne E) ; le signe + indique, dans cette colonne, les jours où la quantité d'acide phosphorique par heure de coucher a été plus forte que la quantité d'acide phosphorique par heure de lever.

L'examen de ce tableau donne les résultats suivants :

1° Quantité d'acide phosphorique éliminé en 24 heures.

La moyenne de l'acide phosphorique éliminé en 24 heures par l'urine a été de $2^{gr},133$; minimum : $1^{gr},753$ (le 24 décembre) ; maximum : $2^{gr},697$ (le 1er décembre). Cette moyenne de $2^{gr},133$ par jour correspond à une moyenne de $0^{gr},88$ par heure et de $0^{gr},0304$ par jour et par kilogramme de poids vif.

Pour ce qui concerne les variations journalières de la quantité d'acide phosphorique en 24 heures, les chiffres

1,7 à 1,8 ont été rencontrés	2	fois.
1,8 à 1,9	—	4 —
1,9 à 2,0	—	3 —
2,0 à 2,1	—	10 —
2,1 à 2,2	—	9 —
2,2 à 2,3	—	1 —
2,3 à 2,4	.	4 —
2,4 à 2,5	—	3 —
2,5 à 2,6	—	0 —
2,6 à 2,7	—	2 —

Le tableau suivant permet la comparaison facile des chiffres que j'ai obtenus avec ceux qui sont donnés par les auteurs et permet en outre de juger des variations qui existent sur ce sujet entre les différents physiologistes. Il est évident que dans ces variations il faut faire la part du régime, de l'âge, des circons-tances individuelles, etc. Tous les chiffres se rapportent à la quan-tité d'acide phosphorique éliminé par jour et sont exprimés en grammes ; je les ai disposés en série ascendante.

1,735. Haughton (nourriture végétale).
2,026 Byasson.
2,072 Edlefsen.
2,133 Moi-même.
2,409 Haughton (nourriture animale) ; Thompson.
2,500 Teissier.
2,610 Fleischer.
2,771 Zuelzer (convalescents de maladies légères.
2,800 Aubert, Riesell.
2,879 Sievert (alimentation mixte).
2,900 A. v. Haxthausen, Bædeker.
2,959 L. Riess.
2,973 Sievert (alimentation riche en viande).
3,019 C. J. Engelmann (repos).
3,105 Kaupp (première série d'observations).
3,164 Parkes.
3,180 Wimmer.
3,220 Hardy.
3,250 Jolly, Ch. Bouchard.
3,304 C. J. Engelmann (mouvement).
3,417 Kerner.
3,610 J. V. Mering.
3,701 Genth.
3,799 Kaupp (deuxième série).
3,845 Hammond.
4,190 Pettenköfer et Voit.
4,910 Mosler.

Quelques-uns de ces chiffres sont évidemment trop forts et ont été obtenus par le procédé du perchlorure de fer qui était employé avant le procédé de l'acétate d'urane et qui donnait des chiffres trop élevés.

Le tableau suivant, qui complète le précédent, montre les écarts entre les quantités maxima et minima trouvées par différents physiologistes, écarts dont les différences sont rendues plus sensibles dans les colonnes C et D qui indiquent le rapport des minima aux maxima = 100.

Tableau VIII.

	CHIFFRES ABSOLUS.		RAPPORTS.	
	Maxima.	Minima.	Maxima.	Minima.
Gauthier	3,320	1,450	100	43
Bædeker	4,000	1,800	100	45
Winter	5,200	2,400	100	46
A. v. Haxthausen	6,051	3,508	100	57
Hardy	5,200	3,100	100	59
Moi-même	2,697	1,753	100	64
Breed	5,180	3,765	100	72
Kerner	4,069	3,000	100	73

On voit par ce tableau que, sauf pour Breed et Kerner, l'écart que j'ai trouvé entre le maximum et le minimum est moins considérable que celui qui a été constaté par les autres auteurs. Ceci tient en partie à ce que les chiffres donnés par ces derniers se rapportent souvent à des observations prises sur des individus différents. Cependant, cette explication ne peut s'appliquer à tous les chiffres et il faut admettre, dans ce cas, des influences provenant soit du régime alimentaire, soit de circonstances individuelles. Quoi qu'il en soit, et d'après mes observations, je serais porté à admettre que, pour un régime ordinaire et dans les conditions normales, les variations de la quantité d'acide phosphorique éliminé chaque jour ne sont pas aussi considérables qu'on l'admet généralement. Il est même à noter que, dans le cas actuel, cette constance relative de l'excrétion de l'acide phosphorique s'est maintenue malgré des variations assez considérables dans la quantité des aliments ingérés.

2° Rapport de l'acide phosphorique éliminé avec l'acide phosphorique introduit dans l'organisme.

Le tableau IX donne, jour par jour, le rapport entre l'acide phosphorique ingéré et l'acide phosphorique éliminé.

La première colonne (A) donne la quantité d'acide phosphorique introduit par l'alimentation ; la seconde colonne (B) fournit la quantité d'acide phosphorique éliminé par les urines ; la troisième colonne (C), qui donne la différence des deux premières, peut être considérée comme représentant approximativement la quantité d'acide phosphorique éliminé par l'intestin ; enfin, la quatrième colonne (D) montre le rapport de l'acide phosphorique ingéré = 100 (colonne A) à l'acide phosphorique éliminé par l'urine (colonne B).

Je dois cependant faire une remarque à propos de ce tableau. On ne peut attacher une valeur absolue aux chiffres de la colonne A, les proportions d'acide phosphorique dans les aliments pouvant varier dans des limites assez étendues, surtout s'il faut s'en rapporter aux recherches récentes de Jolly. Aussi suis-je obligé de faire des réserves expresses à ce sujet. Il m'a paru cependant intéressant de comparer entre elles les deux quantités, acide phosphorique ingéré, acide phosphorique éliminé par l'urine ; on les retrouve dans les tableaux graphiques X et XI, qui repré-

Tableau IX.

DATES.	A Ph²O⁵ ingéré.	B Ph²O⁵ éliminé.	C DIFFÉRENCE.	E RAPPORT de A = 100 à B.
Décembre.				
1er	3,459	2,697	— 0,762	77
2	»	»	»	»
3	2,795	1,875	— 0,920	67
4	»	»	»	»
5	»	»	— 0,891	70
6	»	»	— 0,721	73
7	2,771	2,070	— 0,701	74
8	»	»	— 1,872	48
9	2,773	2,013	— 0,760	73
10	2,821	2,247	— 0,574	79
11	3,262	2,464	— 0,798	75
12	2,498	2,426	— 0,072	97
13	2,596	2,134	— 0,462	82
14	2,219	2,104	— 0,115	94
15	2,707	2,327	— 0,380	85
16	2,870	1,825	— 1,045	63
17	3,055	1,843	— 1,212	60
18	3,035	2,042	— 0,993	67
19	2,057	2,108	+ 0,051	102
20	2,628	1,806	— 0,822	68
21	2,269	2,017	— 0,252	88
22	»	»	»	»
23	3,070	2,119	— 0,951	69
24	»	»	»	»
25	»	»	»	»
26	2,990	2,107	— 0,883	70
27	2,703	1.902	— 0,801	70
28	3,275	2,087	— 1,188	63
29	3,002	2,302	— 0,700	76
30	3,605	2,471	— 1.134	68
31	2,833	2,645	— 0,188	93
Janvier.				
1er	2,332	2,186	— 0,146	93
2	2,475	1,944	— 0,531	78
3	2,606	2,257	— 0,349	86
4	2,561	2,148	— 0.413	83
5	»	»	»	»
6	3,179	2,090	— 1,089	65
7	2,490	1,769	— 0,721	71
8	2,519	2,092	— 0,427	83
9	3,140	2,100	— 1,040	66
10	3,124	2,081	— 1,043	66
11	2,824	2,017	— 0,807	71
12	»	»	»	»
13	2,522	2,158	— 0,364	85
14	3,663	2,369	— 1,294	64
15	2,560	2,396	— 0,164	93
Totaux	110,610	84,076	— 26,534	»
Moyennes . . .	2,836	2,155	0,681	75

sentent, le premier, les quantités absolues d'acide phosphorique introduit et d'acide phosphorique excrété; le second, les quantités relatives, la quantité de l'acide phosphorique introduit étant égale à 100.

On voit sur le tableau graphique X que la courbe de l'acide phosphorique éliminé suit assez exactement la direction de celle de l'acide phosphorique ingéré, et les rapports des deux quantités sont encore plus sensibles sur le tableau graphique XI. Une seule fois, le 19 décembre, le chiffre de l'acide phosphorique éliminé dépasse un peu celui de l'acide phosphorique introduit par les aliments. Mais il faut remarquer à ce sujet que l'acide phosphorique éliminé à un jour donné est plutôt en rapport avec l'alimentation de la veille et peut-être même de l'avant-veille qu'avec celle du jour même. Les expériences de Sick et d'Hammond ont montré, en effet, qu'après l'ingestion d'acide phosphorique (phosphate de soude), il faut plusieurs jours pour que l'élimination de l'acide phosphorique ingéré soit complète. Même dans les cas d'introduction directe dans les veines, comme l'a constaté Ch. Ph. Falck sur le chien, il faut 7 à 10 heures pour que l'élimination par les urines soit achevée. Pour l'acide phosphorique des aliments, il en est évidemment de même; si l'acide phosphorique de l'urine augmente par l'ingestion d'aliments riches en phosphore, comme la cervelle, la viande, etc., la lenteur de l'élimination de l'acide phosphorique modifie profondément, comme on le verra plus loin, les rapports des deux quantités.

En outre, l'acide phosphorique de l'urine n'a pas pour seule origine l'acide phosphorique de l'alimentation. Dans l'inanition et même dans l'inanition absolue, comme l'ont prouvé les recherches de Bischoff, de P. A. Falck, de Bidder et Schmidt, etc., et comme le confirment des recherches qui seront mentionnées ultérieurement, l'élimination d'acide phosphorique continue, quoique diminuée, et continue jusqu'au dernier jour. Ces faits permettent d'interpréter facilement les expériences de Bertram et de Weiske. Bertram, en dosant comparativement dans trois séries d'expériences, l'acide phosphorique des aliments et celui de l'urine, a constaté sur lui-même, dans deux séries, un excédant de $0^{gr},127$ et $0^{gr},021$ de l'acide phosphorique excrété sur l'acide phosphorique introduit. Weiske a vu qu'une chèvre qui, en 42 jours, avait introduit par son alimentation $52^{gr},5$ d'acide phosphorique, en avait éliminé $62^{gr},6$ soit 20 p. 100 en plus.

En résumé, on voit par ce tableau (colonne D) qu'en moyenne 75 p. 100 environ de l'acide phosphorique introduit reparaissent dans l'urine ; le reste, 25 p. 100, est éliminé par les selles.

3° *Rapport de la quantité d'acide phosphorique éliminé avec la quantité d'aliments ingérés.*

Quand on compare, dans les tableaux graphiques X et II, les courbes de l'acide phosphorique éliminé par l'urine et celles des divers aliments simples, on ne trouve guère de correspondance entre elles. Il y en a cependant une, mais très-éloignée encore, avec les albuminoïdes. Ceci se comprend facilement d'après ce qui a été dit plus haut de la lenteur d'élimination de l'acide phosphorique. Pour certains aliments surtout, cette élimination est plus lente, par exemple pour ceux, comme le lait, le pain, les pommes de terre, etc., dans lesquels l'acide phosphorique est uni aux terres ; il est constaté, en effet, dans ces cas, que l'acide phosphorique est retenu plus longtemps dans l'intestin avant de paraître dans l'urine. En outre, certaines substances dépourvues d'azote, comme le jaune d'œuf, par leur richesse en lécithine, contribuent à augmenter la proportion d'acide phosphorique dans l'urine.

Ces faits ne contredisent pas du reste les expériences dans lesquelles la quantité d'acide phosphorique a augmenté proportionnellement à la quantité de viande ingérée. C'est ainsi que Pettenkofer et Voit, en donnant à un chien les quantités croissantes de 500, 1,000, 1,500 et 2,000 grammes de viande par jour, ont obtenu pour l'acide phosphorique de l'urine les chiffres de $2^{gr},6$, $4^{gr},7$, $6^{gr},7$ et $8^{gr},8$ par jour. Chez l'homme, il en est de même, d'après eux ; pour une alimentation dépourvue d'azote, ils ont eu $3^{gr},15$ d'acide phosphorique par jour, $4^{gr},19$ pour une alimentation mixte et $5^{gr},59$ pour une alimentation riche en albumine. Teissier, expérimentant sur lui-même, a vu, sous l'influence d'un régime azoté très-riche, la quantité d'acide phosphorique monter un jour à $7^{gr},41$ dans les 24 heures. Mais dans le cas actuel, où l'alimentation azotée est restée dans des limites modérées, il ne peut être question de variations notables de l'acide phosphorique comme dans les expériences précédentes.

On a reconnu que la graisse ajoutée à la viande diminue la proportion de l'acide phosphorique dans l'urine. Cette influence paraît en effet se montrer dans le cas actuel, comme on peut s'en assurer en comparant les courbes de l'acide phosphorique éliminé des tableaux graphiques X et XI et la courbe de la graisse du tableau graphique II. On y voit que les deux journées du 8 décembre et du 6 janvier, dans lesquelles la quantité de graisse ingérée a été la plus forte, correspondent aux minima d'acide phosphorique éliminé, le jour même pour le 8 décembre, le lendemain pour le 6 janvier. Dans ce dernier cas, on pourrait, il est vrai, invoquer plutôt la diminution correspondante de l'acide phosphorique introduit; mais pour le 8 décembre, il n'en peut être ainsi, puisque ce jour-là nous avons au contraire une augmentation considérable de l'acide phosphorique introduit par l'alimentation; il faut noter aussi que ce jour correspond au maximum d'alcool introduit par les boissons. Or, les recherches de A. Parkes et Wollowicz, de Genth, de L. Riess ont montré que l'alcool abaisse la proportion d'acide phosphorique excrété; il est vrai que, dans le cas actuel, la quantité d'alcool ne dépasse guère 90 centimètres cubes, tandis que, d'après Parkes et Wollowicz, pour que l'influence de l'alcool sur l'excrétion de l'acide phosphorique se fasse sentir, il faut des quantités d'alcool dépassant 127 centimètres cubes. Mais ne faut-il pas faire aussi la part de l'habitude et des dispositions individuelles?

4° Variations de l'élimination de l'acide phosphorique dans le courant de la journée.

a) *Différences de l'élimination le jour et la nuit.* — On a vu plus haut que la quantité d'acide phosphorique éliminé par l'urine était de $2^{gr},133$ par jour, soit $0^{gr},88$ par heure. Comment cette élimination s'est-elle répartie sur les différents moments de la journée? Si l'on compare d'abord les heures de jour (6 heures du matin à 6 heures du soir) et les heures de nuit (6 heures du soir à 6 heures du matin), on trouve, comme moyenne de la quantité d'acide phosphorique éliminé : par heure de jour, $0^{gr},0894$; par heure de nuit, $0^{gr},0871$.

Je place ici, en regard des chiffres que j'ai obtenus, ceux qui sont donnés par quelques physiologistes, et de plus, dans les colonnes C et D, les rapports des deux chiffres de jour et de nuit pour faciliter la comparaison des chiffres entre eux.

On voit par ce tableau quelles variations existent sur ce point entre les auteurs. Kaupp et Speck (repos) ont constaté une augmentation d'acide phosphorique pour les heures de nuit et A. v. Haxthausen admet aussi cette augmentation. Sick, qui a trouvé des

Tableau X.

	QUANTITÉ D'ACIDE PHOSPHORIQUE par heure.		RAPPORT des DEUX QUANTITÉS.	
	A Jour.	B Nuit.	C Jour.	D Nuit.
	Gr.	Gr.		
Hammond	0,200	0,119	100	59 —
Förster	0,139	0,095	100	68 —
Züelzer (1)	0,090	0,087	100	96 —
Moi-même	0,0894	0,0871	100	97 —
Speck (mouvement)	0,134	0,134	100	100 =
Edlefsen	0,0857	0,0869	100	101 +
Kaupp	0,143	0,173	100	120 +
Speck (repos)	0,082	0,100	100	122 +

chiffres égaux pour la nuit et le jour, est malgré cela du même avis, en se basant sur ce fait que le repas du soir était plus frugal et aurait dû par conséquent déterminer une diminution pendant la nuit. Il faut dire, cependant, que Kaupp considère l'augmentation qu'il a constatée sur lui-même pour les heures de nuit comme tout à fait individuelle. Quant à la différence trouvée par Edlefsen, elle est absolument insignifiante. Th. Deecke, dont je n'ai pu me procurer les chiffres, n'admet pas de différence notable entre les quantités d'acide phosphorique excrété pendant les 12 heures de jour et celles des 12 heures de nuit. Les analyses de Hammond, Förster et les miennes indiquent au contraire une diminution pendant la nuit; mais, d'après mes chiffres, cette diminution, comme on le voit par la colonne D, serait bien moins prononcée que pour Förster et surtout pour Hammond. Je ne fais que mentionner les chiffres de Züelzer obtenus sur un convalescent de maladie légère, d'autant plus que les moyennes d'autres recherches du même auteur, comme on le verra plus loin, indiquent une augmentation pendant la nuit.

Si, au lieu de partager la journée en 12 heures de jour et 12 heures de nuit, on la partage en trois parties : matinée, après-midi, nuit, on arrive à des conclusions plus importantes. Je donnerai d'abord les résultats trouvés par les auteurs. Pour A. v. Haxthausen, le minimum tombe le matin, le maximum dans la nuit, la

(1) Les chiffres de Züelzer portent sur des périodes allant de 7 heures à 7 heures, et non de 6 heures à 6 heures comme les autres.

moyenne dans l'après-midi. Edlefsen, qui a recueilli les urines de
6 heures en 6 heures, et dont le tableau se trouve ci-dessous, place

MOYENNE de 6 jours d'observation.	ACIDE phosphorique.
	Gr.
Matin (6 heures à midi).	0,407
Après-midi (midi à 6 heures).	0,622
Soir (6 heures à minuit).	0,490
Nuit (minuit à 6 heures).	0,553
Pour 12 heures de jour	1,029
Pour 12 heures de nuit	1,043
Total pour 24 heures	2,072

aussi le minimum le matin, mais pour lui, le maximum tombe
dans l'après-midi, la moyenne dans la nuit.

Züelzer, sur ses convalescents, a trouvé les chiffres suivants
pour la quantité d'acide phosphorique par heure :

	I.	II.	III.	IV (1).
De 7 h. du matin à 1 h. du soir	0.054	0,046	0,087	0,078
De 1 h. du soir à 9 h. du soir	0,100	0,120	0,079	0,123
De 9 h. du soir à 7 h. du matin	0,077	0,082	0,097	0,072

Là encore, sauf pour le troisième, le minimum tombe le matin,
et le maximum dans l'après-midi. Il en est de même, au moins
dans deux cas sur quatre, d'après Neubauer, dont je reproduis le
tableau.

	A	B	C	D
Matinée	0,13	0,11	0,10	0,11
Après-midi	0,18	0,28	0,18	0,11
Nuit	0,20	0,21	0,16	0,11

Pour Speck, comme pour A. v. Haxthausen, le minimum se
place le matin, le maximum dans la nuit, la moyenne dans l'après-
midi.

	Repos.	Mouvement.
Matinée	0,036	0,082
Après-midi	0,112	0,132
Nuit	0,121	0,162

On voit par ces chiffres que, s'il y a des divergences entre les
auteurs pour savoir à quel moment doit se placer le maximum

(1) Chez celui-ci, le matin comprenait de 7 heures du matin à midi, l'après-midi
de midi à 7 heures du soir.

d'élimination de l'acide phosphorique, tous sont unanimes pour placer le minimum dans la matinée. C'est aussi ce que j'ai constaté dans mes recherches, comme on le verra tout à l'heure; quant au maximum, il tombe pour moi dans l'après-midi.

Au lieu de rechercher la quantité d'acide phosphorique de l'urine de cette façon, il vaut mieux encore étudier cette élimination à des intervalles plus rapprochés. C'est ce qu'ont fait Förster et Züelzer dont je donne ici les résultats :

Förster.
Par heure.

9 h. du matin à 10 h. du matin .	0,072	(A 9 h. du matin : 500 gr. de viande 48 gr. de graisse.)
10 h. du matin à 2 h. du soir. .	0,190	
2 h. du soir à 6 h. du soir. . .	0,155	
6 h. du soir à 10 h. du soir . .	0,105	
10 h. du soir à 2 h. du matin. .	0,102	
2 h. du matin à 6 h. du matin .	0,080	

Züelzer.

7 h. à 9 h. du matin	0,067	Café et pain blanc.
9 h. à 11 h. du matin.	0,088	Entre 10 et 11 h., déjeuner (viande, pain, vin).
11 h. du matin à 1 h. du soir .	0,107	Midi à 1 h., repas principal.
1 h. à 3 h. du soir.	0,082	
3 h. à 5 h. du soir	0,149	
5 h. à 7 h. du soir	0,017	6 à 7 h., repas du soir
7 h. à 9 h. du soir	0,039	
9 h. à 7 h. du matin	0,097	

Seulement, les chiffres de Züelzer ont été pris sur un convalescent et ne peuvent être appliqués qu'avec certaines réserves à l'état normal.

b) *Variations horaires de l'élimination de l'acide phosphorique.* — Pour arriver à des résultats aussi précis que possible, j'ai suivi le même procédé que j'ai déjà employé pour la quantité de l'urine et pour sa densité et j'ai établi ainsi, heure par heure, la marche de l'élimination de l'acide phosphorique par l'urine. Cette marche est représentée dans le tableau graphique XII.

Si on examine cette courbe, on voit qu'à partir de 7 heures 30 minutes du matin, point minimum, la courbe s'élève d'abord très-peu jusqu'à 10 heures et demie du matin; puis à partir de là, elle subit une augmentation rapide, entrecoupée de quelques interruptions jusqu'à une heure de l'après-midi. A ce moment, elle reste à peu près stationnaire jusqu'à 5 heures et demie et décroît ensuite peu à peu jusqu'au matin. Quant à la forme en escalier de la descente de la courbe, je ne crois pas qu'il faille y attacher une grande importance, les changements de niveau ayant lieu aux heures où s'est fait le plus habituellement l'émission de l'urine.

La seule inspection de la courbe montre que l'influence des repas ne peut être invoquée pour expliquer les variations horaires de l'acide phosphorique et que ces variations dépendent d'autres causes qu'il reste à déterminer. Parmi ces causes, on ne peut s'empêcher, en présence de la forme de cette courbe, de penser à l'influence de la radiation lumineuse ou du degré d'éclairement de l'atmosphère. Pour arriver à un résultat précis, il faudrait pouvoir dresser la courbe des variations horaires des degrés actinométriques et la comparer à la courbe de l'acide phosphorique; et surtout cette comparaison devrait être faite à diverses époques de l'année. Mais dans l'état actuel de la science, il n'a pas encore été fait d'essais d'application de l'actinométrie à la physiologie. Il faut noter cependant que mes observations ont été faites pendant l'hiver et que pendant ces 46 jours le ciel a toujours été couvert ou pluvieux; et dans ces conditions c'est à peine s'il arrive jusqu'à nous 30 centièmes des rayons qui arriveraient par un ciel pur et dépourvu de nuages. Quant aux autres causes qui pourraient influencer l'élimination de l'acide phosphorique et en déterminer les variations, il en sera parlé plus loin.

Si on compare la courbe du tableau graphique XII à celle du tableau graphique VII qui représente les variations horaires de la quantité d'urine, courbe qui a été reportée sur le tableau XII, on voit que les deux courbes présentent une correspondance remarquable sur certains points. Dans les deux, le minimum et le maximum tombent presque à la même heure; mais l'ascension de la courbe de la quantité d'urine débute presque immédiatement, tandis que celle de l'acide phosphorique ne commence qu'un peu plus tard; en outre, et c'est là la différence essentielle, tandis que la quantité d'urine, après avoir atteint son point culminant, redescend presque immédiatement, la quantité d'acide phosphorique reste stationnaire et très-élevée pendant 5 heures pour décroître ensuite lentement. Enfin, l'ascension légère que la courbe de la quantité d'urine montre entre 9 et 10 heures du soir n'existe pas dans la courbe de l'acide phosphorique. Cette dernière paraît donc être plus indépendante encore des repas que celle de la quantité d'urine. Des remarques analogues peuvent s'appliquer à la comparaison de la courbe de l'acide phosphorique et de celle de la densité de l'urine telle qu'on la trouve dans le tableau graphique VII.

c) *Variations de l'élimination de l'acide phosphorique sous l'influence de la veille et du sommeil.* — Au lieu de comparer les heures de jour et de nuit, on peut comparer les heures de veille et les heures de sommeil au point de vue de l'élimination de l'acide phosphorique. Seulement, on a de très-grandes difficultés pour recueillir les urines de façon qu'elles correspondent exactement à ces deux états. Aussi me suis-je contenté d'étudier les urines, d'une part, pour le temps pendant lequel j'étais resté levé, d'autre part, pour le temps pendant lequel j'étais resté couché.

Quoique le résultat ne soit pas le même, comme on peut s'en assurer par la seule inspection des courbes de la *veille* et du *lever* dans le tableau graphique I, l'influence prédominante de la *veille* dans les heures du *lever*, du *sommeil* dans les heures du *coucher*, m'a paru justifier l'étude des variations de l'acide phosphorique dans ces deux états.

Toutes ces indications sont données jour par jour dans le tableau VII (page 24). On y trouve : dans les colonnes B et C, les quantités absolues d'acide phosphorique pour chaque jour pour le temps du lever et le temps du coucher; dans les colonnes D et E, les quantités d'acide phosphorique par heure de lever et de coucher; enfin, dans la colonne G, le rapport de D = 100 à E (1).

Ces résultats sont reproduits sous forme graphique dans les tableaux XIII, XIV et XV. Le tableau graphique XIII répond aux colonnes B et C du tableau VII et donne les quantités absolues d'acide phosphorique pour les deux états; le tableau XIV, qui répond aux colonnes D et E, les quantités par heure; le tableau XV, qui répond à la colonne G, le rapport des deux quantités.

On voit par le tableau VII que la moyenne de l'acide phosphorique éliminé par l'urine a été de : 0,091 pour les heures de lever; 0,084 pour les heures de coucher.

Mais l'inspection des colonnes D et E et surtout l'examen des courbes du tableau XIV montrent que les variations ou les écarts d'un jour à l'autre ont été assez considérables. Ainsi, le minimum *pour le lever*, a été 0,072 (le 12 janvier), le maximum, 0,116 (le 15 décembre); *pour le coucher*, le minimum a été 0,059 (le 24 dé-

(1) Ce tableau a été donné partiellement dans ma *Physiologie* (Appendice); mais il s'y est glissé des erreurs d'impression et de calcul qui sont rectifiées ici.

cembre), le maximum, 0,108 (le 31 janvier). L'écart maximum a donc été de 0,044 dans le premier cas, de 0,049 dans le second.

Sur les 41 jours dans lesquels j'ai pu analyser comparativement les urines du lever et du coucher, 13 fois la quantité d'acide phosphorique par heure de coucher a été supérieure à la quantité par heure de lever, deux fois il y a eu égalité entre les deux quantités, 26 fois le chiffre par heure de lever a été supérieur; en résumé, deux fois sur trois environ, la proportion d'acide phosphorique éliminé par heure de lever est plus considérable. Ces différences ressortent encore mieux par l'examen des courbes des tableaux graphiques XIV et XV. Si on représente par 100 la quantité d'acide phosphorique éliminé par heure de lever (colonne G du tableau VII), on voit que la quantité d'acide phosphorique éliminé par heure de coucher est en moyenne de 92; le minimum est 57 (le 15 décembre), le maximum 136 (le 12 janvier).

La comparaison des chiffres d'acide phosphorique par heure pour le jour et la nuit d'une part, pour le lever et le coucher de l'autre, fournit un résultat intéressant comme le montre le tableau suivant

	Quantité d'acide phosphorique par heure.
Lever.	0,0910
Coucher.	0,0810
Jour	0,0891
Nuit	0,0871

Il y a donc plus de différence, au point de vue de l'acide phosphorique éliminé par heure, entre le lever et le coucher qu'entre le jour et la nuit. Cette différence se voit mieux si, au lieu de prendre les chiffres absolus, on prend le rapport des deux quantités comme dans le tableau suivant :

	Quantité relative d'acide phosphorique par heure.
Lever	100,0
Coucher	92,3
Jour.	100,0
Nuit.	97,4

La faible différence du jour à la nuit, 100 : 97, indique qu'aux causes provenant du jour lui-même (éclairement [?], etc.) viennent s'ajouter d'autres causes assez difficiles du reste à déterminer et qui peuvent être interprétées de façons différentes. Dans l'état physiologique qui accompagne le séjour au lit et le sommeil, quelle part faut-il faire au repos musculaire, à la diminution des excitations sensitives, à l'inactivité cérébrale ? Ce n'est pas ici le lieu de discuter ces questions sur lesquelles je reviendrai ultérieurement. Je me suis contenté d'étudier, dans ces recherches préliminaires, le fait brut de l'élimination de l'acide phosphorique de l'urine telle qu'elle a lieu dans les conditions ordinaires et en dehors de toute interprétation.

5° *Rapport des phosphates alcalins et des phosphates terreux.*

Pendant un certain nombre de jours, j'ai dosé comparativement les phosphates alcalins et les phosphates terreux. La moyenne de mes analyses m'a donné, pour 100 d'acide phosphorique total en 24 heures, 28 d'acide phosphorique uni aux terres et 72 d'acide phosphorique uni aux alcalis, proportions qui se rapprochent de celles données par la plupart des auteurs (23 à 33 p. 100 pour l'acide phosphorique uni aux terres).

Contrairement à l'opinion de Bœcker, je n'ai pas trouvé de différence pour la nuit et le jour, et le rapport m'a paru être le même entre les deux catégories de phosphates. Du reste, comme Zinsser, j'ai constaté des variations assez fortes dans leurs proportions relatives.

Comme l'étude comparée de ces deux groupes de phosphates ne m'a conduit à aucun résultat digne d'intérêt et que d'ailleurs je n'ai pu, faute de temps, en faire qu'un petit nombre d'analyses, je crois inutile de les donner en détail.

III. — INFLUENCE DE L'AGE SUR L'ÉLIMINATION DE L'ACIDE PHOSPHORIQUE PAR L'URINE.

L'influence de l'âge sur la composition des urines a été jusqu'ici très-peu étudiée, sauf pour l'urine des nouveau-nés. Je ne m'occuperai ici de l'influence de l'âge qu'à partir de la vingtième année et j'aurai surtout en vue l'urine des vieillards.

Kleinwachter, d'après ses recherches sur les femmes en couches, donne comme moyennes pour la quantité d'acide phosphorique en 24 heures : de 17 à 23 ans, $2^{gr},035$; de 24 à 42 ans, $2^{gr},142$.

Mais ces chiffres embrassent des périodes trop étendues pour

qu'on puisse en tirer des conclusions positives et s'appliquent du
reste à un état particulier de l'organisme.

Züelzer a fait un certain nombre d'analyses d'urine aux différents âges ; mais il n'a recueilli que les urines de 7 heures du
matin à 1 heure de l'après-midi. Le tableau suivant donne, dans
ces conditions, les résultats qu'il a obtenus. Je laisse de côté les
chiffres qui concernent les urines au-dessous de 19 ans. Les
chiffres représentent, en grammes, les quantités d'acide phosphorique éliminé de 7 heures du matin à 1 heure de l'après-midi.

19 ans	0,223
21 et 22 ans	0,438
25 et 27 ans	0,602
31 et 32 ans	0,412
39 ans	0,322
45 ans	0,753
70 et 73 ans	0,292

Ce qui ressort de ce tableau, c'est une augmentation de l'acide
phosphorique jusqu'à l'âge de 27 à 30 ans, et à partir de là une
diminution graduelle.

En 1876, P. Roche a publié dans sa thèse intitulée : *Contribution à l'étude du mouvement de désassimilation chez le vieillard*,
des recherches assez étendues sur les quantités d'urine, d'urée,
de chlore et d'acide phosphorique depuis l'âge de 50 à 78 ans.
J'en extrais ce qui concerne l'urée et l'acide phosphorique, en
groupant les chiffres par séries quinquennales ; les chiffres sont
exprimés en grammes (1).

	Urée en 24 heures.	Acide phosphorique en 24 heures.
De 55 à 59 ans	15,67	1,850
De 60 à 64 ans	10,68	1,465
De 65 à 69 ans	13,09	1,350
De 70 à 74 ans	12,90	1,540
De 75 à 79 ans	8,73	0,886

On voit que, sauf une ascension légère, et probablement acci-
dentelle, de 70 à 74 ans, il a observé une diminution graduelle
de l'acide phosphorique. La même décroissance se remarque aussi
pour l'urée et la quantité d'urine.

L'âge maximum observé par Roche était 78 ans. J'étais désireux

(1) Roche n'indique pas le procédé qu'il a employé pour le dosage de l'acide
phosphorique. Pour l'urée, il a employé le procédé de Ch. Bouchard (réactif de Millon).

d'analyser l'urine de vieillards d'un âge plus avancé. Grâce à l'obligeance de M. E. Demange, médecin en chef de Saint-Julien, qu a bien voulu mettre à ma disposition les urines de deux pensionnaires de l'hospice, j'ai pu combler ce *desideratum*.

Le premier était un homme de 85 ans, ancien tisserand, depuis 12 ans à Saint-Julien. Ce vieillard est un peu athéromateux ; ses jambes sont un peu faibles, mais il est en bonne santé et mange bien ; ses urines sont normales ; son poids est de 47^k,500. Sa nourriture, pendant cette période allant du 29 novembre au 30 décembre 1881, se composait par jour de :

> 475 grammes de pain ;
> 125 — de viande ;
> 250 — de légumes ;
> 20 centilitres de vin.

Le tableau suivant donne pour chaque jour les quantités d'urine, sa teinte (d'après le tableau de Neubauer et Vogel), sa densité et

Homme de 85 ans.

NUMÉRO d'ordre.	QUANTITÉ d'urine en centimètres cubes.	TEINTE.	DENSITÉ.	ACIDE phosphorique.	URÉE.
1	1227	1	1027,30	0,987	26,922
2	»	»	»	».	»
3	1792	3	1021,00	0,806	»
4	1250	4,5	1029,30	1,700	30,082
5	800	3	1028,30	0,776	14,196
6	990	4	1026,60	0,717	16,344
7	»	»	»	»	»
8	1500	2	1026,00	0,915	24.966
9	1060	3	1025,30	0,752	20,515
10	990	3,5	1032,60	1,079	24,716
Moyennes.	1201	»	1027,07	0,966	22,534

les quantités d'acide phosphorique et d'urée. L'urée a été dosée par le procédé de Liebig, de sorte qu'en réalité cette colonne comprend la totalité des produits azotés de l'urine comptés comme urée.

Le second cas concerne une femme de 92 ans, bien portante, et dont l'intelligence est intacte, mais très-sourde et atteinte de cataracte double qui ne lui permet plus que la distinction de la lumière et de l'obscurité. Son poids est de 40 kilogr. Outre le procédé de

Liebig, j'ai employé aussi pour le dosage de l'urée le procédé
d'Yvon, dont on trouvera les chiffres dans une colonne spéciale.
Chez cette femme, dont j'ai pu avoir les urines tous les jours, les
urines étaient très-claires, variant beaucoup moins comme quantité et comme composition que celles de l'homme; en un mot,
pendant la série des 10 jours consacrés à l'examen, la marche de
la sécrétion a été parfaitement régulière. Sa nourriture consis-
tait en :

Pain . . . . 280 grammes.
Viande . . . . 60 —
Légumes ou laitage . . . . 400 —
Vin . . . . 20 centilitres.

Le tableau suivant donne les résultats obtenus :

Femme de 92 ans.

NUMÉRO d'ordre.	QUANTITÉ d'urine en centimètres cubes.	TEINTE.	DENSITÉ.	ACIDE phos-phorique.	URÉE.	
					Procédé de Liebig.	Procédé d'Yvon.
1	880	2	1025.3	0,792	12,460	»
2	892	1	1025,3	0,579	14,075	»
3	1020	1	1021,2	0,734	12,433	9,416
4	810	2	1025,0	0,730	12,826	9,308
5	1122	1	1018,3	0,639	14,550	8,086
6	732	1	1026,8	0,688	10,866	6,527
7	798	1	1023,9	0,646	8,439	7,348
8	1030	1	1017,0	0,705	11,151	9,485
9 (1)	725	1	1022,3	0,500	7,627	7,511
10	680	1	1025,6	0,659	9,978	8,821
Moyennes.	871,9	»	1023,0	0,662	11,410	8,312

Un fait à noter dans ce cas, c'est la teinte pâle de l'urine, teinte
qui a persisté tout le temps de l'observation.

Quoique les données soient encore en trop petit nombre, j'ai
essayé, en me basant sur les chiffres des auteurs et sur les miens,
de construire la courbe de l'élimination de l'acide phosphorique
par l'urine suivant l'âge, depuis la vingtième année jusqu'à la
vieillesse. Cette courbe est représentée dans le tableau graphique
XVI. Il serait désirable de placer en regard de cette courbe celle
de la désassimilation ou au moins de l'alimentation aux différents

(1) Je noterai que la veille de ce jour, elle n'a pas mangé complétement sa portion de pain.

âges; mais les recherches sur ce point sont encore trop incomplètes et insuffisantes.

Je laisse de côté ici ce qui concerne l'urée, j'aurai occasion d'y revenir ultérieurement.

Je me suis contenté, dans cette première série de recherches, d'indiquer un certain nombre de faits. Je renvoie à un travail ultérieur l'interprétation de ces faits et les conclusions qu'on peut en tirer.

BIBLIOGRAPHIE

DES AUTEURS CITÉS DANS CE TRAVAIL.

AUBERT, *Zeitschr. für rat. Med.*, 1852.

C. BÆDEKER, *Ein Beitrag zur Kenntniss des Stoffwechsels im gesunden Körper.* (*Zeitsch. für rat. Med.*, t. X, 1860.)

H. BEIGEL, *Unters. über die Harn- und Harnstoffmenge, etc.* (*Nova Acta Acad. nat. curios.*, XXV, 1856.)

J. BERTRAM, *Ueber die Ausscheidung der Phosphorsäure bei den Pflanzenfressern.* (*Zeit. für Biol.*, t. XIV, 1878.)

BIDDER et SCHMIDT, *Die Verdauungssäfte und der Stoffwechsel*, 1852.

E. BISCHOFF, *Ueber die Ausscheidung der Phosphorsäure durch den Thierkörper.* (*Zeitsch. für Biologie.*, III, 1867.)

BŒCKER, *Arch. für gemeinsch. Arb.*, t. II.

BREED, *Ann. der Chem. und Pharmacie*, t. LXXVIII.

H. BYASSON, *Essai sur la relation qui existe à l'état physiologique entre l'activité cérébrale et la composition des urines.* (*Journ. de l'anat. et de la physiologie*, t. VII, 1869.)

Th. DEECKE, *Urea and Phosphoric acid in the urine in anemia.* (*Amer. Journ. of insan.* 1879.)

. C. DRAPER, *Ueber das Verhältniss der Harnstofferzeugung zur Muskelbewegung.* (Dans : *Schmidt's Jahrbücher*, 1856.)

G. EDLEFSEN, *Ueber das Verhältniss der Phosphorsäure zum Stickstoff im Urin.* (*Centralbl. f. med. Wiss.*, 1878.)

— *Id.* (*Deut. Arch. für Kl. Med.*, t. XXIX, 1881.)

— *Ueber die Ableitung der specifischen Gallenbestandtheile, etc.* (*Centralblatt für med. Wiss.*, 1880.)

EKERN et H. WATTENBERG, *Ueber den Verlauf und die Zusammensetzung der Körpergewichtszunahme, etc.* (*Journ. für Landwirthschaft*, t. XXVIII, 1880.)

C. J. ENGELMANN, *Schwefelsäure und Phosphorsäure-Ausscheidung bei körperlicher Arbeit.* (*Arch. für Anat. und Physiol.*, 1871.)

FALCK, *Ueber den Einfluss des Weins auf die Harnbereitung.* (*Deut. Klinik.*, 1856.)

F. A. FALCK, *Ein Beitrag zur Physiolog. des Wassers.* (*Zeitsch. für Biologie*, VIII, 1872.)

C. Ph. FALCK, *Exper. Stud. über den Einfluss des Fleischgenusses auf die Produktion und Elimination des Harnstoffs.* (*Beitr. zur Physiol.*, 1875.)

FLEISCHER, dans : E. SALKOWSKI et W. LEUBE, *Die Lehre vom Harn.*, 1882.

J. Förster, *Beitr. zur Ernährungsfrage. (Zeitsch. für Biologie*, t. IX, 1873.)
— *Beitr. zur Lehre von der Eiweissersetzung, etc. (Id.*, t. XI, 1875.)

A. Gauthier, *Chimie appliquée à la physiologie*, 1874.

Genth, *Unt. über den Einfluss des Wassertrinkens auf den Stoffwechsel*, 1856.

Hammond, *Ueber die Injection von Harnstoff und anderen Substanzen in das Blut. (Arch. für wissensch. Heilkunde*, IV, 1858.)

E. Hardy, *Principes de chimie biologique*, 1871.

S. Haughton, *On the natural constituents of the healthy urine of man. (The Dublin quaterly Journal*, 1859.)
— *On the natural constants of the healthy urine. (Id.*, 1862.)

A. V. Haxthausen, *Acidum phosphoricum urinæ et excrementorum*. Diss. Halle, 1860.

Huenke, *De Phosphatum terreorum in urina quantitate. Janke*. Diss. Berlin, 1856.

L. Jolly, *Sur la Distribution des phosphates dans les différents éléments du sang. (Comptes rendus*, 1879.)
— *Journal de pharmacie et de chimie*, 1880.

W. Kaupp, *Beitr. zur physiol. Heilkunde*, 1856.

G. Kerner, *Ueber das physiologische Verhalten der Benzoesäure. (Archiv für wiss. Heilkunde*, III, 1858.)
— *Beitr. zur Kenntniss der Chinin-Resorption (Arch. de Pflüger*, t. III.)

L. Kleinwæchter, *Das Verhalten des Harns im Verlaufe des normalen Wochenbettes. (Arch. für Gynäkologie*, IX, 1876.)

J. Kramsztyk, *Ueber das gegenseitige Verhältniss der vom Organismus ausgeschiedenen Mengen des Stickstoffs und der Phosphorsäure.* (En russe. Analysé dans : *Jahresberichte* de Hoffmann et Schwalbe, 1879.)

J. Mayer, *Ueber den Einfluss vermehrter Wasserzufuhr auf den Stoffumsatz im Thierkörper. (Zeitsch. f. Kl. Med.*, 1880.)

J. V. Mering, *Ueber den Einfluss des Friedrichshaller Bitterwassers auf den Stoffwechsel. (Berlin. Klin. Woch.*, 1880.)

Moleschott, *Physiologie der Nahrungsmittel*, 1859.

W. Moos, *On the action of potash, soda, lithia, etc., on the urine. (Americ. journal of med. science*, t. XLI, 1861.)

F. Mosler, *Unt. über den Einfluss des innerlichen Gebrauchs verschiedener Quantitäten von gewöhnlichem Trinkwasser auf den Stoffwechsel. (Arch. de Vogel*, III, 1857.)
— *Beitr. zur Kenntniss der Urinabsonderung*. Diss. 1853.

C. Neubauer, *Beitr. zur Harnanalyse. (Arch. für wiss. Heilkunde*, IV, 1858.)
— *Beitr. zur Harnanalyse. (Arch. für wiss. Heilk.*, V, 1860.)

C. Neubauer et J. Vogel, *Des Urines* (traduction française).

T. R. Noyes, *Exper. researches on the excretion of urea. (Amer. journal of the med. science*, 1867.)

H. Oppenheim, *Beitr. zur Physiol. und Pathol. der Harnstoffausscheidung. (Arch. de Pflüger*, t. XXIII, 1880.)

P. L. Panum, *Om Urinstof-og Urinsecretionens Kurve, etc.* (*Nordiskt. med. Arkiv.*, t. VI, 1874.)

E. A. Parkes et C. Wollowicz, *Exper. on the action of red bordeaux wine on the human body.* (*Proceed. of the roy. Soc.*, 1870.)

Payen, *Des Substances alimentaires*, 1853.

— *Précis théorique et pratique des substances alimentaires*, 1865

C Pettenkofer et C. Voit, *Unt. über den Stoffverbrauch des normalen Menschen.* (*Zeitsch. für Biologie*, 1866.)

L. Playfair, *On the food of man n relation to his useful work.* (*Med. times and gazette*, 1865.)

H. Quincke, *Ueber den Einfluss des Schlafes auf die Harnabsonderung.* (*Arch. für exper. Pathol.*, VII, 1877.)

A. Riesell, *Ueber die Phosphorsäure-Ausscheidung im Harn bei Einnahme von kohlensaurem Kalk.* (*Med. Chem. Unt.*, v. Hoppe-Seyler, 1868.)

L. Riess, *Ueber den Einfluss des Alkools auf den Stoffwechsel des Menschen.* (*Zeitsch. f. Kl. Med*, t. II, 1880.)

Ritter, *Manuel de chimie pratique*, 1874.

P. Roche, *Contribution à l'étude du mouvement de désassimilation chez le vieillard.* Thèse de Paris, 1876.

E. Salkowsky et W. Leube, *Die Lehre vom Harn*, 1882.

S. L. Schenk, *Ueber den Stickstoffgehalt des Fleisches.* (*Wien. Akad. Ber.*, 1870.)

P. Sick, *Versuche über die Abhängigkeit des Phosphorsäuregehaltes des Urins von der Phosphorsäurezufuhr.* (*Arch. für physiol. Heilkunde.* N. F., I, 1857.)

M. Sievert, *Ueber den Stickstoffumsatz der im Körper verbrauchten Eiweissverbindungen.* (*Zeitschr. für die gesammte Naturwiss.*, t. XXXI, 1868.)

Sotnischewsky, *Glycerinphosphorsäure im normalen menschlichen Harn.* (*Zeitsch. für physiol Chemie*, IV, 1880.)

C Speck, *Weit. Unt. über die Wirkung körperlicher Anstrengung, etc.* (*Arch. d. wiss. Heilkunde*, VI. 1862.)

— *Unters. über die Beziehungen der geistigen Thätigkeit zum Stoffwechsel.* (*Arch. für exper. Patholog.*, 1881.)

E. Steinheil, *Zusammensetzung der Nahrung von vier Bergleuten in der Grube Silberau, etc.* (*Zeitschr. f. Biologie*, 1878.)

B. J. Stokvis, *Zur Kenntniss der Phosphorsäure-Ausscheidung bei Arthritis.* (*Centralblatt für die med. Wiss.*, 1875.)

L. J. Teissier, *Du Diabète phosphatique.* Thèse de Paris, 1876.

R. E. Thompson, *The affects of carbonate of potash on the urine.* (*Brit. and foreign med. chir. Review*, 1864.)

C. Voit, *Physiol. chem. Untersuchungen*, 1857.

— *Unters. der Kost in einigen öffentlichen Anstalten*, 1878.

— *Physiol. des allgemeinen Stoffwechsels*, dans : *Handb. der Physiologie*, von Hermann, 1881.

J. Weigelin, *Versuche über den Einfluss der Tageszeiten und der Muskelan-*

strengung auf die Harnstoffausscheidung. (*Diss. Tubingen*, 1869, et *Arch. für Anat. und Physiol.*, 1868.)

WEISKE, *Zeitschrift für Biologie*, t. VII.

C. A. WIMMER, *Die Curmittel Kreuznachs*, etc. (*Berl. Klin. Wochensch.*, t. XV, 1878.)

A. WINTER, *Beitr. zur Kenntniss der Urinabsonderung bei Gesunden*, 1852.

W. WINTERNITZ, *Beobacht. über die Gesetze der täglichen Harn- und Harnstoffausscheidungen*, etc. (*Med. Jahrbücher*, 1864.)

F. ZINSSER, *Ueber das Verhältniss der phosphorsäuren Erden zu den phosphorsäuren Alkalien im Harn.* (*Diss. Würzburg*, 1862.)

W. ZUELZER, *Ueber die relativen Gewichtsmengen einzelner Harnbestandtheile.* (*Ber. d. d. chem. Gesells.*, VIII, 1875.)

W. ZUELZER, *Ueber das Verhältniss der Phosphorsäure zum Stickstoff im Urin.* (*Arch. de Virchow*, t. LXVI, 1876.)
— *Remerk. über einige Verhältnisse des Stoffwechsels.* (*Berl. Klin. Wochensch.*, 1877.)

PLANCHES.

XI. — *Tracé du rapport de l'acide phosphorique éliminé à l'acide phosphorique ingéré.*

XII. — *Courbe des variations horaires de l'élimination de l'acide phosphorique.*

La courbe inférieure représente, comme terme de comparaison, les variations horaires de la quantité d'urine telle qu'elle se trouve dans la planche VII.

XIII. — *Courbes de l'acide phosphorique éliminé jour par jour pendant le lever et pendant le coucher.*

XIV. — *Courbes, pour chaque jour, de l'acide phosphorique éliminé par heure pour le lever et pour le coucher.*

XV. — *Tracé du rapport de l'acide phosphorique éliminé par heure de coucher à l'acide phosphorique éliminé par heure de lever.*

XVI. — *Courbe approximative de l'élimination de l'acide phosphorique depuis la vingtième année jusqu'à la vieillesse.*

(Extrait de la *Revue médicale de l'Est.*

Nancy, impr. Berger-Levrault et Cie.

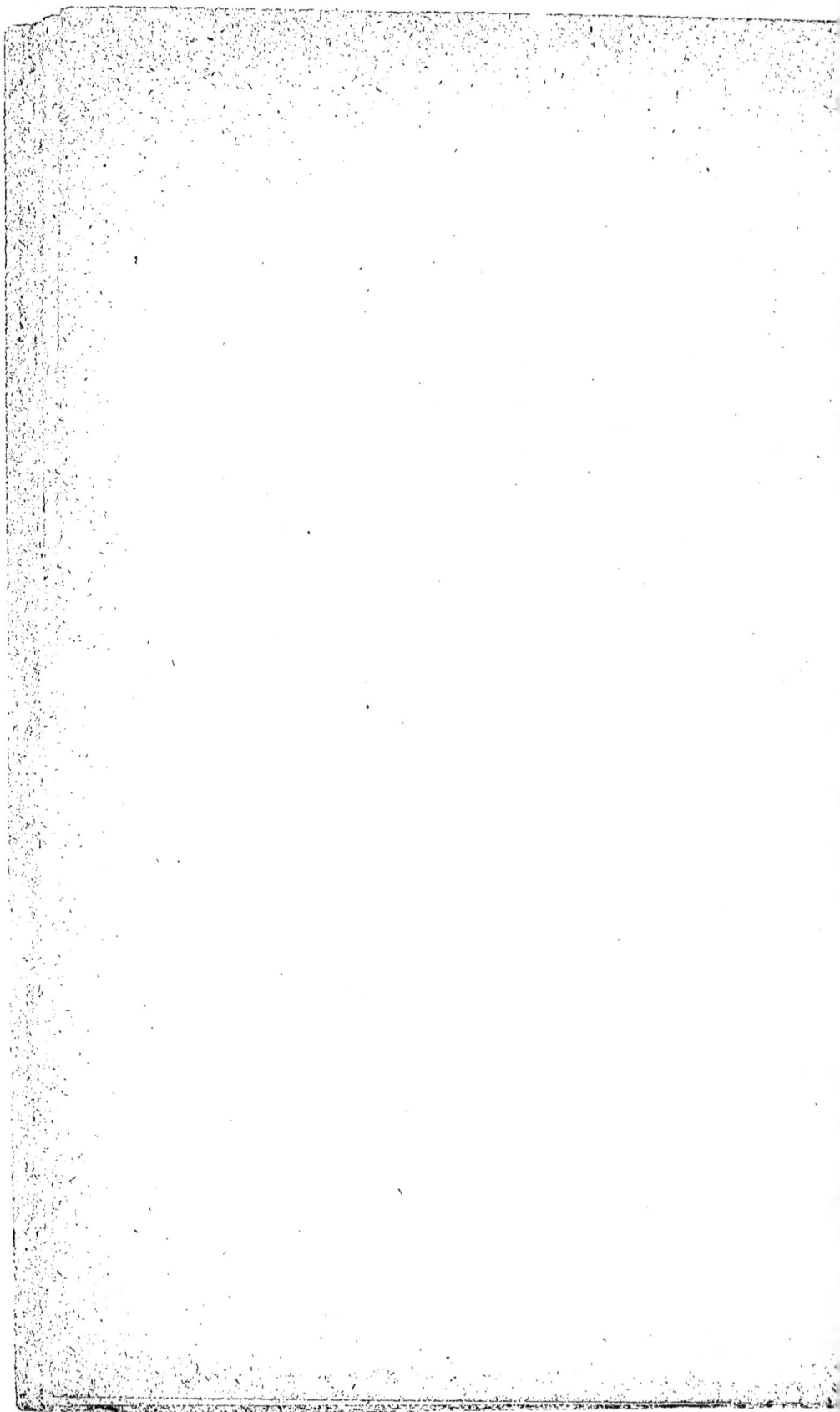

II

RECHERCHES

LE TEMPS DE RÉACTION

DES SENSATIONS OLFACTIVES

On a donné le nom de *temps physiologique* ou *temps de réaction* au temps qui s'écoule entre le moment d'une excitation sensitive (bruit, lumière, etc.) et le moment où la personne en expérience indique par un mouvement, qui sert de signal, l'instant où elle a perçu la sensation. Il suffit d'inscrire sur un cylindre enregistreur par une disposition appropriée, le moment de l'excitation sensitive et le moment du mouvement-signal pour en déduire, étant connue la vitesse du cylindre, la durée du temps de réaction. On a calculé ainsi cette durée pour les excitations auditives, tactiles, lumineuses et gustatives. Mais, jusqu'ici, aucune recherche du même genre n'a été faite pour les sensations olfactives. C'est cette lacune que j'ai essayé de combler dans une série d'expériences faites sur moi-même pendant les mois de décembre 1882 et janvier 1883 dans le laboratoire de physiologie de la Faculté (1).

Je dois dire pourtant que Bidder semble avoir, il y a longtemps déjà, cherché à apprécier le temps de réaction des sensations olfactives. Dans un passage de son article *Olfaction* du *Dictionnaire de physiologie* de Wagner, il assigne à ce temps de réaction une durée de quelques secondes, chiffre beaucoup trop fort, comme

---

(1) Je viens de recevoir du Dr Buccola une brochure sur la même question. J'y reviendrai à la fin de ce travail.

on le verra plus loin (1). Il ne parle pas cependant d'expériences suivies sur cette question.

Après quelques tâtonnements, je me suis arrêté à la disposition expérimentale suivante qui m'a donné des résultats satisfaisants.

La substance odorante, liquide ou en dissolution aqueuse ou alcoolique, est placée dans un flacon bien bouché. Le bouchon est percé de deux trous qui laissent passer deux tubes coudés. L'un de ces tubes, tube A, descend jusqu'à la partie inférieure du flacon et affleure sans le toucher le niveau supérieur du liquide; l'autre tube, B, s'arrête à la partie supérieure du flacon; le tube B est relié par un tube en caoutchouc avec un embout, *embout nasal,* qui s'introduit dans une des narines. L'autre tube, tube A, est mis en rapport par un tube en caoutchouc avec une poire en caoutchouc placée dans une petite boîte dont le couvercle mobile permet de la comprimer à volonté (voir la figure page 56). Un robinet ou une pince à pression continue sont placés sur le trajet de chacun de ces tubes. L'appareil étant ainsi disposé, on place l'*embout nasal* dans une de ses narines et l'on fait ouvrir les deux robinets des tubes de caoutchouc par un aide. A ce moment, le flacon qui contient la substance odorante communique librement, d'une part, avec la poire en caoutchouc, de l'autre, avec la cavité nasale. On ne sent cependant aucune odeur si on a la précaution de retenir sa respiration, ou même si on continue de respirer, mais par la bouche et faiblement; dans ce cas, en effet, comme on peut s'en assurer facilement en mettant en rapport les narines avec un tambour enregistreur, les mouvements respiratoires ne déterminent aucun mouvement d'ascension du levier du tambour. Je ferai remarquer cependant que, chez certaines personnes, une partie du courant d'air passe par les fosses nasales; mais on arrive facilement, avec un peu d'exercice et d'attention, à le faire passer entièrement par la bouche. Dans

---

(1) Voici la phrase textuelle de Bidder : « Le temps qui est nécessaire pour la « perception nette d'une substance odorante est beaucoup plus long que celui que « nécessite la perception complète d'une impression visuelle ou auditive ; tandis « que pour celles-ci il suffit déjà de $\frac{1}{6}$ de seconde, pour les premières c'est à peine « si en quelques secondes on a une perception nette. » [R. Wagner, *Handwörter-buch der Physiologie,* t. II, 1845. Art. *Riechen,* par F. Bidder, p. 925.] C'est par erreur que dans le *Handbuch der Physiol.* de Hermann, 3ᵉ vol., Vintschgau donne $\frac{1}{9}$ de seconde comme le chiffre adopté par Bidder. La même erreur a été reproduite probablement d'après Vintschgau dans l'article *Olfaction* du *Diction-naire encyclopédique.*

le cas où cela serait impossible, ce qui pourrait arriver, il faudrait engager la personne en expérience à retenir sa respiration. Mais il y a à cela un inconvénient ; quand la respiration est suspendue pendant un certain temps, il survient une gêne qui, au bout de quelques secondes, devient assez considérable pour détourner l'attention de la personne en expérience et l'empêcher de se fixer avec assez de persistance sur les sensations de la pituitaire, de façon à les percevoir avec netteté aussitôt après leur apparition. Or, comme il importe essentiellement que cette personne ne soit pas prévenue du moment où l'aide comprime la poire en caoutchouc, l'expérience doit durer un certain temps, ce qui devient impossible quand on retient sa respiration. Il résulte en effet des expériences de Vierordt que, même après une inspiration la plus profonde possible, l'arrêt de la respiration ne peut durer plus de 100 secondes ; mais déjà pour 70 secondes on a une sensation de dyspnée intense et même bien avant ce temps, comme j'ai pu m'en assurer dans une série d'expériences faites sur les élèves qui fréquentent le laboratoire (1880), l'arrêt de la respiration détermine des sensations pénibles, variables du reste suivant les individus, mais qui, en tout cas, ne laissent pas la liberté d'esprit nécessaire pour une expérience de physiologie psychologique.

En tout cas, pour ce qui me concerne, toutes les expériences ont été faites en respirant par la bouche. L'appareil étant alors disposé comme je l'ai indiqué ci-dessus, un aide presse sur la poire en caoutchouc ; cette compression détermine un courant d'air qui traverse le liquide odorant, se charge de particules odorantes et arrive ainsi sur la muqueuse pituitaire avec assez de force pour déterminer une sensation olfactive.

Avant d'aller plus loin, je dois rectifier une petite erreur qui se trouve dans la plupart des ouvrages classiques et à laquelle j'ai donné moi-même asile dans ma *Physiologie*. A la page 1186 (2° édition), on trouve en effet la phrase suivante : « L'air expiré qui « arrive d'arrière en avant par l'orifice postérieur des fosses nasales « ne détermine qu'une sensation à peine appréciable ; *il en est de* « *même quand on projette directement le courant d'air odorant* « *sur la muqueuse, soit à l'aide d'un tube,* soit après certaines « opérations chirurgicales. » La même opinion est énoncée dans la *Physiologie* de Mathias Duval (page 587).

Je ne dirai qu'un mot sur la première partie de la phrase, car elle ne concerne pas directement mon sujet ; il est bien constaté aujourd'hui que si les sensations olfactives dues à l'air expiré sont plus faibles que celles que détermine l'air inspiré, elles n'en sont pas moins très appréciables. Je ne m'attache ici qu'à la partie de la phrase soulignée en italiques. En réalité, j'ai pu m'assurer d'une façon positive que l'air chargé de particules odorantes et projeté directement sur la muqueuse nasale détermine une sensation très nette. Que dans les opérations chirurgicales il ne se produise, dans ces conditions, aucune sensation olfactive, il n'y a à cela rien d'étonnant pour des causes diverses, en admettant l'exactitude du fait. Mais quand on conduit l'air par un tube, il n'en est pas de même, au moins dans la majorité des cas.

Il arrive cependant, dans un certain nombre d'expériences, que la sensation olfactive ou bien ne se produit pas, ou bien se produit d'une façon très vague, cela pour des causes multiples que je dois examiner.

Dans quelques cas, cette absence de sensation est due à ce que la compression exercée par l'aide sur la poire en caoutchouc est trop faible ou trop lente; le courant d'air n'a pas alors assez de force et d'instantanéité et la sensation olfactive manque ou se produit avec trop de lenteur pour qu'on puisse préciser le moment même de la perception. Mais cette cause n'agit que dans la plus faible partie des cas, comme le prouve l'examen des tracés graphiques. Dans d'autres cas, l'absence de sensation est déterminée par la fatigue même de l'organe olfactif, fatigue qui se déclare avec une très grande rapidité.

Le mot *fatigue* n'est peut-être pas très juste. C'est plutôt *émoussement* qu'il faudrait dire. En effet, avec les substances odorantes les expériences ne peuvent être répétées qu'un très petit nombre de fois. Quand on a senti une fois une substance, de la valériane par exemple, il faut attendre un temps très long avant de recommencer l'expérience; car la seconde fois on ne sent plus rien du tout, ou bien, si on sent quelque chose, c'est tellement vague et indéterminé, qu'il est impossible de préciser nettement le moment de la sensation olfactive. Cet émoussement de la sensation se produit non seulement pour une même substance, mais encore pour des substances différentes. Aussi, après 4 ou 5 expériences au plus, la perception n'est plus nette et les expériences ultérieures n'ont plus aucune valeur.

Dans certains cas même, et la chose s'est rencontrée plusieurs fois, quand l'émoussement s'était produit en plaçant l'embout

nasal dans une narine, si je le plaçais dans l'autre narine (en con-
servant toujours la même substance odorante), je ne percevais plus
nettement la sensation. L'émoussement de la sensation aurait donc
son siège, non seulement aux terminaisons périphériques des
nerfs olfactifs, mais à l'origine même de ces nerfs et serait alors
de nature centrale.

Une exception doit cependant être faite pour certaines substances, comme l'ammoniaque par exemple, dont l'action ne s'épuise
qu'à peine par la répétition des excitations. Mais il ne faut pas
oublier que cette substance agit essentiellement sur les nerfs tactiles de la pituitaire et pas ou à peine sur les terminaisons olfactives. Cependant cet épuisement se produit aussi un peu pour
l'acide acétique, mais à un bien moindre degré que pour les substances odorantes proprement dites.

On conçoit facilement combien cette sensibilité de l'appareil
olfactif gêne l'expérimentateur et limite forcément le nombre des
expériences.

Mais ce ne sont pas encore là les seules causes. Dans un certain
nombre de cas et en dehors des conditions indiquées ci-dessus, la
sensation olfactive ne se produisait pas ou ne se produisait que
si vaguement, qu'il était impossible de déterminer l'instant de son
apparition. Cette absence de sensation olfactive ne pouvait s'expliquer que par une cause individuelle (état de la muqueuse
nasale, état de l'innervation olfactive périphérique ou centrale,
etc.).

Enfin, parmi les substances que j'ai expérimentées et dont on
trouvera la liste plus loin, il en est une, le musc, avec laquelle,
malgré des expériences réitérées, je n'ai pu obtenir aucun résultat.
Je n'ai jamais pu, même en augmentant d'une façon notable l'intensité du courant d'air, et malgré toute l'attention dont j'étais
susceptible, arriver à préciser nettement le moment où la sensation olfactive était perçue; la sensation était toujours vague et indéterminée dans le temps, quelle que fût du reste son intensité.
Je reviendrai sur ce fait qui ne me paraît pas pouvoir être rattaché
uniquement à une idiosyncrasie individuelle.

Avant d'aller plus loin, je dois faire quelques remarques sur la
disposition de l'appareil et la marche de l'expérience.

On peut se demander d'abord pourquoi, au lieu de faire affleu-
rer le tube A au niveau supérieur du liquide odorant, sans le toucher, je ne le fais pas plonger dans ce liquide afin que le courant

d'air se charge plus facilement des particules odorantes. C'est, en effet, ce que j'avais fait au début ; mais une chose m'a fait renoncer à cette disposition. Le passage de l'air à travers le liquide déterminait un gargouillement et un bruit de *glouglou* qui m'avertissait du moment où se faisait la compression. J'avais alors une sensation *auditive* à laquelle j'étais tenté de répondre par un signal, au lieu de répondre à une sensation *olfactive*, et cela pouvait fausser les résultats. J'ai bien essayé de masquer ce bruit par le bruit du trembleur d'un appareil électrique ou par le bruit de l'eau tombant à plein goulot d'un robinet, et j'y réussissais parfaitement, mais ce bruit nouveau distrayait l'attention qui ne se portait plus assez exclusivement sur la sensation olfactive. D'un autre côté, si je me bouchais les oreilles avec de la ouate, par exemple, l'occlusion n'était jamais assez parfaite pour m'empêcher de percevoir le bruit de *glouglou*.

Je me suis assuré, du reste, que la quantité de substance odorante dont l'air du flacon est saturé suffit largement pour que l'air envoyé dans les fosses nasales contienne des particules odorantes en proportion suffisante pour déterminer une sensation olfactive.

Le déplacement de l'air est cependant bien faible ; la compression de la poire en caoutchouc ne diminue son volume total (qui est de 80 centimètres cubes environ) que de 2 à 3 centimètres cubes, et, de ces 2 à 3 centimètres cubes, il n'en arrive qu'une faible partie dans les fosses nasales. Mais l'organe olfactif a une telle sensibilité, que la petite proportion de substance odorante disséminée dans cette masse d'air suffit pour exciter une sensation. Cette proportion est cependant bien peu de chose, car, comme je m'en suis assuré avec des papiers réactifs humides, l'envoi, dans ces conditions, d'un courant d'air imprégné d'ammoniaque, d'acide acétique ou de sulfhydrate ammonique ne produisait rien sur ces papiers réactifs.

Je ferai une seconde remarque sur un autre sujet. Comme on l'a vu plus haut, j'ai préféré faire envoyer le courant d'air odorant par un aide au moyen d'une compression mécanique au lieu d'inspirer simplement le liquide odorant. J'y ai été conduit par plusieurs motifs. En premier lieu, le mouvement d'inspiration, qui peut s'inscrire facilement à l'aide d'un pneumographe, a toujours une plus longue durée qu'un mouvement bref du doigt, tel que celui qui abaisse le couvercle de la boîte. La durée de ces deux mouvements est, en effet, dans le rapport de 3 à 1. En outre, et c'est surtout là le plus grave inconvénient, on a conscience de ses mouvements de respiration et on retombe alors dans l'inconvénient que je signalais tout à l'heure. On n'est pas surpris par l'excitation, elle est attendue, et cette connaissance qu'on a du mouvement qui va se produire peut hâter involontairement le moment où l'on fait le signal qui indique l'instant de la perception. Aussi, pour toutes ces raisons, j'ai préféré l'envoi d'un courant d'air odorant fait par un aide à l'insu de la personne en expérience, quoique l'intensité de la sensation en fût certainement diminuée.

Restait à inscrire le moment où le courant d'air odorant arrive sur la muqueuse pituitaire. Pour cela, la poire en caoutchouc est munie d'un tube en Y (voir la figure). L'une des branches de ce tube est reliée au tube A et, par conséquent, en rapport avec le flacon odorant; l'autre branche communique par un tube en caoutchouc avec un tambour enregistreur dont le levier se soulève au moment où l'aide comprime la poire en caoutchouc. Mais la compression de la poire et l'ascension du levier ne sont pas en réalité simultanées; il faut, en effet, un certain temps pour que la pression se transmette jusqu'au levier du tambour; il y a donc de ce chef un léger retard dû à la fois au tube et au tambour; il y a aussi un retard depuis le moment de la compression de la poire jusqu'au moment où le courant d'air arrive à l'orifice nasal du tube B. Mais rien de plus facile, une fois que ce retard a été calculé pour les tubes de caoutchouc et le tambour employés, de donner aux tubes de l'appareil une longueur telle que le début de l'ascension du levier coïncide exactement avec le moment où la substance odorante arrive au contact de la pituitaire. L'erreur provenant de cette cause ne dépasse pas certainement 1 à 2 centièmes de seconde, chiffre tout à fait insignifiant eu égard à la durée du temps de réaction des sensations olfactives. J'ai donc pu considérer le début du tracé du mouvement du levier comme ndiquant le moment de l'excitation de la muqueuse olfactive.

Cette inscription graphique du mouvement du levier a encore d'autres avantages. En effet, ce tracé ne marque pas seulement le moment de l'excitation; il indique encore, par son étendue sur la ligne des abscisses, la durée de la compression, par l'inclinaison de sa ligne d'ascension, la rapidité de cette compression, et enfin, par son amplitude, la diminution de volume de la poire en caoutchouc, et, par suite, la quantité d'air odorant envoyé sur la muqueuse. Toutes ces indications permettent de se rendre compte facilement de la marche et des conditions de l'expérience.

Pour enregistrer le mouvement qui sert de *signal*, je me suis servi d'un *manche interrupteur* dont le bouton est pressé par le pouce de la main droite. Cette pression détermine l'interruption d'un courant de pile et cette interruption est inscrite par un signal de Deprez. Il y a là un léger retard, mais le même pour toutes les expériences et par cela même négligeable. On a donc, d'une part, le moment de l'*excitation olfactive*, de l'autre, le moment de la *perception olfactive;* l'intervalle entre ces deux moments, mesuré sur le tracé à l'aide d'un diapason inscripteur, donne la *durée du temps de réaction.*

La figure suivante représente le schéma de l'expérience (1) :

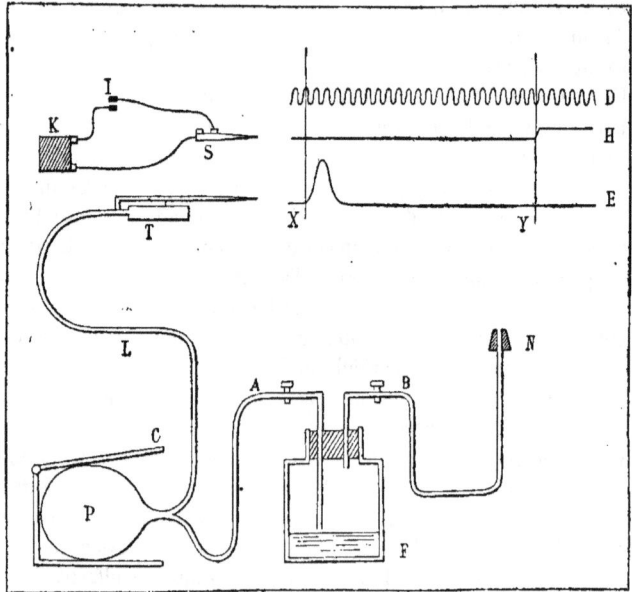

(1) A, tube conduisant le courant d'air dans le flacon F qui contient le liquide odorant. — B, tube le conduisant à l'embout nasal N. — P, poire en caoutchouc renfermée dans une boîte dont le couvercle mobile C la comprime en s'abaissant. — L, tube de communication de la poire en caoutchouc avec le tambour enregistreur T. — K, pile actionnant un signal de Deprez S. — I, interrupteur.

La disposition du tracé graphique obtenu est représentée à la droite de la figure. — D, vibrations d'un diapason. — E, inscription du moment de l'arrivée du courant d'air sur la muqueuse (moment de l'excitation). — H, inscription du moment de la perception. — XY, durée du temps de réaction.

Il est bien entendu que, dans ces expériences, comme dans toutes les expériences analogues, les précautions les plus minutieuses
doivent être prises pour éviter toutes les causes d'erreur. La personne en expérience doit tenir les yeux fermés pour ne rien voir
des mouvements de l'aide qui fait la compression ; il faut qu'aucun bruit ne l'avertisse du moment auquel cette compression a
lieu ; toutes les pièces de l'appareil doivent donc être disposées
de façon que leur jeu se fasse silencieusement. Malgré toutes ces
précautions, il y a toujours un certain nombre d'expériences qu'on
est obligé d'annuler pour une cause ou pour une autre. J'en ai eu
environ un tiers dans ce cas. Il faut, en outre, pour ces observations sur les sensations olfactives, une intensité assez grande d'attention et une certaine habitude pour bien préciser le moment de
la perception. Cette aptitude n'a du reste rien à voir avec ce qu'on
désigne dans le langage usuel sous le nom de *finesse* de l'odorat.

Avant de passer aux expériences sur les substances odorantes,
une expérience préliminaire était à faire. Quand un courant d'air
arrive sur la muqueuse pituitaire, il détermine, indépendamment
de toute sensation olfactive, une sensation particulière de souffle
analogue à celle que détermine un courant d'air sur la peau. Il
s'agissait de savoir si cette sensation de souffle sur la muqueuse
ne pouvait pas être confondue avec une sensation olfactive. La
question peut, en effet, se poser. Ainsi, Valentin, dans sa physiologie, admet qu'une sensation olfactive peut se produire par
une cause purement mécanique, par un simple ébranlement de
l'air des fosses nasales par exemple. Contrairement à cette assertion, je n'ai jamais ressenti, en faisant projeter un courant d'air
inodore sur la muqueuse, autre chose qu'une sensation purement tactile, sans mélange de sensation olfactive. Mais cela ne
suffisait pas, il fallait encore rechercher la durée du temps de
réaction de cette sensation tactile de souffle. Dans le cas, en
effet, où cette durée eût été *plus courte* que celle du temps de
réaction des sensations olfactives, mes expériences étaient arrê-
tées du premier coup, puisque la sensation de souffle étant perçue la première, le mouvement-signal avait des chances de répondre à une sensation tactile et, par conséquent, de se produire
trop tôt. Il fallait donc, dans une première série de recherches,
voir ce qui se passait en employant un courant d'air absolument
dépourvu de particules odorantes, en un mot, faire une série
d'essais *à blanc.*

Pour ces expériences préliminaires, la disposition était la même que celle indiquée ci-dessus, avec cette différence que le courant d'air, au lieu de traverser une atmosphère odorante, traversait un flacon contenant uniquement de l'eau pure. Dans ces conditions, on a, d'une façon assez nette, la notion du moment précis où le courant d'air frappe la muqueuse ; mais cette sensation n'est bien nette que lorsque la pression est assez forte. Quand la compression est faible, la sensation est vague et il est impossible d'en bien préciser le début. Quand elle a une intensité suffisante, on peut, au contraire, déterminer le moment de l'arrivée du courant d'air avec assez de netteté pour le signaler par un mouvement du doigt.

Dans les expériences ainsi conduites, le chiffre de 63 centièmes de seconde (minimum, 50 ; maximum, 81) représente la moyenne du temps de réaction d'une sensation tactile de souffle. On verra, plus loin, que cette durée est supérieure à la durée du temps de réaction trouvée pour presque toutes les substances que j'ai essayées. Il n'y avait donc pas à craindre que cette sensation de souffle vînt contrecarrer l'expérience. Du reste, dans la plupart des cas, le courant d'air était soumis à une pression assez faible pour que l'influence du souffle fût négligeable, cette pression, quoique faible, étant suffisante pour déterminer une sensation olfactive.

Ces essais préliminaires étant faits, les substances suivantes ont été expérimentées. Cette liste comprend, comme on le verra, des corps qui agissent uniquement sur l'odorat, comme le musc, des substances, comme l'ammoniaque, qui agissent exclusivement (au moins c'est très probable) sur les nerfs tactiles, enfin d'autres, telles que l'acide acétique par exemple, qui agissent à la fois sur les deux catégories de nerfs.

Substances étudiées :

1° Essence de menthe.
2° Sulfure ammonique.
3° Acide acétique.
4° Chloroforme.
5° Sulfure de carbone.
6° Acide phénique.
7° Camphre.
8° Valériane.
9° *Assa fœtida.*
10° Musc.
11° Ammoniaque.

On voit que le nombre de ces substances est assez restreint; mais, comme je l'ai dit en commençant, avec les substances odorantes les expériences ne peuvent être répétées qu'un très petit nombre de fois.

Ceci posé, voici maintenant les chiffres que j'ai obtenus sur moi-même (âge, 52 ans) pour les diverses substances expérimentées. Les chiffres expriment des centièmes de seconde. Il est bien entendu que toutes les expériences douteuses ont été annulées. Je dispose les substances en allant du temps de réaction le plus court au temps de réaction le plus long.

	Moyenne (1).	Minimum.	Maximum.
1° Ammoniaque.	37,8	33	43
2° Acide acétique	46,2	43	50
3° Camphre	50,2	41	50
4° *Assa fœtida.*	52,5	47	58
5° Sulfure ammonique	54,4	38	58
6° Chloroforme.	56,3	40	67
7° Sulfure de carbone	59,0	45	75
8° Valériane	60,0	38	82
9° Menthe.	63,0	45	90
10° Acide phénique	67,0	62	76
Sensation tactile de souffle	63,0	50	81

Je crois inutile de donner la moyenne générale de ces expériences. Cette moyenne ne pourrait, en effet, avoir aucune valeur, car elle s'appliquerait à des unités d'espèce différente. On ne peut, en effet, mettre sur la même ligne l'action d'une substance comme l'ammoniaque et celle de la menthe, par exemple, qui agissent sur des terminaisons nerveuses différentes, ni même celle de l'acide acétique et de l'acide phénique, qui agissent pourtant toutes deux sur le nerf olfactif.

Si l'on compare ce tableau à l'énumération des substances faite plus haut, on voit qu'il manque ici une substance, le musc. C'est qu'en effet, comme je l'ai dit en commençant, il m'a été impossible, malgré des expériences réitérées, d'obtenir aucun résultat avec cette substance. Pour les autres, au contraire, il m'était presque toujours possible de préciser le moment où la sensation se produisait. Mais on ne peut le faire pour toutes les substances avec la même netteté. La *puissance de pénétration*, si je puis

---

(1) La moyenne représente la moyenne de *toutes* les expériences, moins les expériences douteuses.

m'exprimer ainsi, diffère pour chacune de ces substances ; elle est au maximum, dans mes expériences, pour l'ammoniaque, au minimum pour l'acide phénique, nulle pour le musc.

De quoi dépend cette puissance de pénétration ? Il est difficile de répondre à cette question en l'absence de toute notion exacte sur la nature des odeurs.

Une chose frappe cependant au premier abord : c'est que le maximum de pénétration parmi les substances essayées appartient à l'ammoniaque, qui agit exclusivement ou presque exclusivement sur les nerfs tactiles ; elle est nulle, au contraire, pour le musc, qui rentre évidemment dans la catégorie des substances odorantes pures.

Je me suis demandé alors si les substances intermédiaires n'agissaient pas à la fois comme substances tactiles (1) et comme substances odorantes ; si, en un mot, dans la sensation produite sur la muqueuse pituitaire par la menthe, le camphre, le chloroforme, etc., il n'entrait pas deux éléments, l'élément tactile et l'élément odorant, déterminant chacun deux sensations distinctes, mais fusionnées par l'habitude, comme nous fusionnons les sensations distinctes du son fondamental et des harmoniques dans la sensation complexe de timbre. Il y aurait, dans ce cas, trois catégories de substances agissant sur la muqueuse olfactive :

1° Des substances agissant uniquement sur les nerfs du tact ;

2° Des substances agissant à la fois sur les nerfs tactiles et sur les nerfs olfactifs ;

3° Enfin, des substances agissant uniquement sur les terminaisons olfactives, comme le musc ; la seconde catégorie comprenant la plupart des substances considérées communément comme odeurs.

Le fait, pris en lui-même, est exact ; il y a, en effet, des corps qui, comme l'acide acétique, agissent à la fois sur les nerfs tactiles et sur les nerfs de l'odorat et pour lesquels, par conséquent, les deux éléments tactile et olfactif interviennent pour produire une sensation complexe. Mais ces corps sont en petit nombre et il est impossible d'y faire rentrer la plus grande partie des corps odorants. C'est ce que prouve l'observation des individus anosmiques.

Chez eux, en effet, et on trouvera plus loin quelques détails sur un cas semblable que j'ai eu occasion d'observer, l'odorat est

_____

(1) Le terme peut paraître impropre ; je l'emploie néanmoins faute d'un autre qui rende ma pensée.

aboli, mais la sensibilité tactile de la pituitaire est conservée. Or, chez ces individus, non seulement le musc n'est plus senti, mais l'*assa fœtida*, la menthe, le chloroforme, le sulfure de carbone ne produisent plus aucune sensation. Si, dans ces substances, se rencontraient les deux éléments tactile et olfactif, l'élément olfactif faisant défaut, il resterait encore quelque chose de l'élément tactile qui devrait déterminer une sensation ; or, cette sensation ne se produit pas.

On est donc forcé d'admettre que les différences qu'on observe dans le temps de réaction des diverses substances odorantes, que leur puissance de pénétration, en un mot, tiennent à une autre cause qu'il reste à rechercher.

En étudiant la question de près, on s'aperçoit bientôt que la seule condition à laquelle puisse se rattacher cette puissance de pénétration est la quantité de substance nécessaire pour déterminer une sensation, autrement dit, la *divisibilité* de cette substance. Si l'on prend, en effet, les chiffres donnés par Valentin pour la quantité *minimum* de substance nécessaire pour déterminer une sensation olfactive, et si, d'après ces chiffres, on dresse un tableau de ces substances, on voit que l'ammoniaque (1) occupe le degré le plus bas de la série, le musc le degré le plus élevé, tandis que la menthe et les corps analogues se trouvent au milieu. La puissance de pénétration d'une substance serait donc inversement proportionnelle à l'activité odorante de cette substance. Quant à l'explication du fait, elle me paraît, pour le moment, impossible à donner et je ne l'essayerai pas.

En présence des résultats obtenus dans les expériences précédentes, on peut se demander à bon droit si le musc et les odeurs analogues (2) d'une part, et de l'autre, le camphre, l'*assa fœtida*, etc., n'agiraient pas sur deux catégories distinctes de filets ou d'éléments nerveux. Cette idée de filets nerveux distincts pour les variétés d'une même sensation a été, comme on le sait, admise par beaucoup de physiologistes pour la vue, le goût, le toucher, et s'appuie, dans ces cas, sur des raisons plausibles. Pour l'odorat, cette même opinion a été soutenue par Hermann, mais jusqu'ici, aucune observation n'était venue parler en

---

(1) L'ammoniaque est considérée par Valentin, comme du reste par beaucoup d'auteurs, comme agissant à la fois sur le tact et sur l'odorat.

(2) L'ambre gris, l'encens, sont pour moi dans les mêmes conditions que le musc ; il en est de même de beaucoup de parfums employés pour la toilette.

sa faveur. Il me semble que mes expériences viennent lui apporter un appui réel. La différence tranchée que j'ai observée entre le musc, d'une part, et les autres substances, d'autre part, permet de supposer que ces substances n'agissent pas sur les mêmes éléments nerveux terminaux, quoique ces éléments terminaux appartiennent toujours au nerf olfactif.

Les recherches histologiques sur la structure de la muqueuse olfactive pourraient apporter un élément important pour la solution de la question. Malheureusement, les divergences sont trop accusées entre les histologistes pour qu'on puisse arriver à une conclusion précise. La plupart des auteurs décrivent bien deux espèces de cellules superficielles dans la région olfactive ; mais les relations de ces deux espèces de cellules avec les filets nerveux olfactifs sont encore douteuses, les uns admettant qu'une seule espèce, qu'ils appellent les *cellules olfactives* proprement dites, est en continuité avec les filets nerveux, les autres admettant que cette continuité existe pour les deux catégories de cellules, pour les cellules dites épithéliales comme pour les cellules olfactives. Une observation de V. Brunn, confirmée par Sydky (thèse de Paris, 1878), rendrait facile l'interprétation du fait que j'ai constaté. D'après V. Brunn, une membrane limitante, très mince, recouvrirait la surface de l'épithélium ; cette membrane serait percée d'ouvertures qui correspondraient aux cellules olfactives seules, tandis qu'elle recouvrirait sans solution de continuité les autres cellules ; les cellules olfactives seraient donc seules soumises à l'action *directe* des corps odorants. Il faut noter, cependant, que l'existence de cette membrane a été niée par d'autres histologistes et, en particulier, par Exner et Löwe. Ranvier, dans son traité technique d'histologie, admet aussi une seule espèce de cellules olfactives.

Quoi qu'il en soit, en se basant sur les faits précédents, on pourrait, il me semble, diviser les substances odorantes en deux classes : 1° les substances odorantes, comme le musc et ses congénères, ou *odeurs pures*, et 2° les *odeurs mixtes,* dans lesquelles à l'élément odeur semble se joindre quelque chose de piquant qui les rapproche, jusqu'à un certain point, des sensations tactiles de la pituitaire. Dans cette catégorie, rentreraient le chloroforme, la menthe, la valériane, etc., en un mot, la plupart des substances qu'on désigne ordinairement sous le nom d'*odeurs*. On pourrait peut-être, pour les distinguer, leur donner des appellations différentes et désigner les premières par le nom de *parfums* ou de *senteurs,* en réservant le nom d'*odeurs* pour les secondes. Une comparaison grossière permettra de saisir la différence que j'établis entre ces deux catégories d'odeurs. Supposons que la main étant étendue à plat sur une table, on verse dessus un vase rempli de petits cailloux ; la sensation éprouvée sera presque instantanée ; on aura la perception nette d'un choc et d'une pression brusques et intenses ; au lieu de cailloux, si le vase contient du sable très fin, la sensation sera toute différente, elle s'établira graduellement et il sera difficile de préciser nettement le moment du contact des premiers grains de sable, moment qu'il était très facile de déterminer dans le premier cas.

On pourrait, d'après cela, dresser ainsi la classification des substances qui peuvent agir d'une façon ou d'une autre sur la pituitaire :

1° *Odeurs n'agissant que sur les nerfs olfactifs :*

{ *Senteurs ou parfums :* Ex. musc.
{ *Odeurs :* Ex. menthe.

2° *Substances agissant à la fois sur les nerfs olfactifs et sur les nerfs du tact :*

Ex. Acide acétique.

3° *Substances n'agissant que sur les nerfs tactiles :*

Ex. Acide carbonique ; ammoniaque (?).

Il me reste encore à mentionner quelques faits que j'ai constatés dans mes expériences.

Le premier concerne l'inégalité de l'olfaction du côté droit et du côté gauche. Cette inégalité se voit dans le tableau suivant, qui donne, toujours en centièmes de seconde, le temps de réaction de plusieurs substances. L'embout nasal était placé tantôt dans la narine droite, tantôt dans la narine gauche.

	Narine droite.	Narine gauche.
Ammoniaque.	38,0	37,0
Camphre	45,2	73,0
Assa fœtida.	47,0	58,0
Chloroforme.	49,0	66,0
Sulfure ammonique	55,8	54,5
Menthe.	57,0	90,0
Sulfure de carbone	57,6	60,0
Acide phénique.	64,0	76,0

On voit par ce tableau que, sauf pour l'ammoniaque et le sulfure ammonique, l'olfaction, au point de vue du temps de réaction, est, chez moi, plus parfaite du côté droit que du côté gauche. Il n'y a pas lieu, du reste, d'insister sur ce fait, qui peut tenir aussi bien à un état différent de la muqueuse qu'à une jnégalité dans l'excitabilité des deux nerfs olfactifs.

Un autre fait à noter, c'est que le temps de réaction diminuait quand la compression était plus intense et plus rapide. Sa durée, au contraire, était augmentée par la fatigue et il arrivait très vite un moment où toute sensation disparaissait. Le même effet, quoiqu'à un degré moins prononcé, se produisait pour la sensation purement tactile de souffle.

Dans le coryza, la durée du temps de réaction des sensations olfactives est considérablement augmentée. Ainsi, sur un sujet jeune (30 ans), les chiffres obtenus avec l'acide sulfhydrique étaient 70, 70 et 100; avec la menthe, 123; avec l'acide acétique, 63 centièmes de seconde.

J'ai cherché à comparer sur moi-même le temps de réaction des sensations olfactives et celui des autres sensations. Je vais les passer successivement en revue, en donnant quelques brèves indications sur la disposition instrumentale employée. Dans toutes ces expériences, le mouvement qui servait de signal était fait et inscrit de la même façon que dans les expériences précédentes.

1° *Sensations tactiles.* — Pour signaler le moment du contact, j'ai employé la disposition suivante. Je colle, avec un peu de gomme, à la pulpe de la troisième phalange de l'indicateur gauche, une petite lamelle de platine très mince; à cette lamelle, est soudé un fil de platine rattaché à l'un des rhéophores d'une pile; l'autre rhéophore aboutit à un bouton métallique supporté par un manche isolant; un aide tient ce manche et, en touchant la lamelle de platine, ferme le circuit de la pile; dans ce circuit, se trouve interposé un signal de Deprez, dont la plume se déplace dès que le bouton métallique vient à toucher la lamelle de platine. Dans ces conditions, le moment du contact, qu'on sent très nettement, se trouve inscrit sur le cylindre enregistreur. La durée du temps de réaction des sensations tactiles a été de 10,6 centièmes de seconde (minimum, 8; maximum, 15).

2° *Sensations auditives.* — Pour les sensations auditives, j'ai employé deux dispositions différentes. La première disposition est celle qui a été déjà employée dans mon laboratoire dans les recherches dont le Dr René a rendu compte dans la *Gazette des hôpitaux* de Paris (1882, n°s 35 à 47). Le bruit est produit par

un petit marteau (excitateur terminé en olive de la petite pile
médicale de Gaiffe) qui frappe sur un cylindre creux métallique
et établit, au moment du contact, la fermeture d'un courant tout
en faisant marcher le stylet d'un signal électrique interposé dans
le circuit.

Dans une deuxième disposition, la fermeture d'un courant de
pile actionnait à la fois, grâce à un relais, un signal de Deprez et
un timbre électrique. La première disposition m'a donné de meil-
leurs résultats.

La durée du temps de réaction pour les sensations auditives a
été de 15,9 (minimum, 11 ; maximum, 23).

3° *Sensations visuelles.* — Je ne décrirai pas ici la disposition
que j'ai employée, disposition qui sera décrite en détail dans un
travail ultérieur sur le temps de réaction des sensations visuelles.
Il me suffira de dire que l'excitation visuelle était produite par
un papier blanc un peu glacé et non par une étincelle ou par une
flamme.

La durée de réaction a été de 23 centièmes de seconde (minimum, 18 ; maximum, 27,6).

4° *Sensations gustatives.* — Pour les sensations gustatives, les
difficultés d'expérimentation sont beaucoup plus grandes que
pour les autres sensations et les causes d'erreur bien plus nombreuses. Après beaucoup de tâtonnements et après avoir essayé
de différentes dispositions, dans le détail desquelles il me paraît
inutile d'entrer, je me suis arrêté à la disposition suivante, qui
m'a donné les résultats *relativement* les plus satisfaisants. La
langue étant maintenue hors de la bouche, j'applique sur sa face
dorsale et sur sa pointe une petite lamelle de platine, L (voir la
figure), très mince et très petite, comme celle dont j'ai parlé à
propos des sensations tactiles. Cette lamelle est reliée par un fil
de platine à l'un des rhéophores de la pile, R' ; on s'arrange, ce
qui est facile avec un peu de soin et d'attention, pour que cette
lamelle reste appliquée sur la langue, qu'elle y *happe* pour ainsi
dire, par la simple élasticité du fil de platine qui la joint au rhéophore. D'autre part, on a disposé d'avance une sorte de petit
bouton métallique B, entouré d'un petit anneau d'éponge E, de
telle façon que l'extrémité aplatie du bouton soit constituée au
centre par le métal, à la périphérie par l'éponge ; la partie métallique du bouton a un diamètre un peu inférieur à celui de la
lamelle de platine ; le bouton est rattaché par un fil de platine

à l'autre rhéophore de la pile R. La figure schématique suivante représente cette disposition.

Les choses étant ainsi disposées, et l'éponge imbibée de la solution sapide sur laquelle on veut expérimenter, on applique ou l'on fait appliquer par un aide le bouton B contre la lamelle L; le contact des deux métaux s'éta-

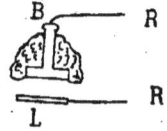

blit et ferme le circuit de la pile dans lequel se trouve interposé un signal de Deprez. En même temps, l'éponge E arrive au contact de la partie de la muqueuse linguale qui entoure la lamelle de platine L et y dépose la substance sapide. Pour l'inscription du mouvement qui sert de signal, je me suis servi encore du manche interrupteur; mais, dans un certain nombre de cas, au lieu de lui faire marquer seulement le moment de la perception gustative, je lui faisais marquer à la fois le moment de la perception tactile et le moment de la perception gustative. Dès que je sentais la pression du bouton métallique B sur la lamelle de platine et sur la langue, je pressais le bouton de l'interrupteur (signal de la perception tactile); puis je maintenais le doigt sur le bouton de l'interrupteur jusqu'au moment où je percevais la sensation de saveur; alors, je retirais le doigt et le signal se déplaçait de nouveau, indiquant le moment de la perception gustative.

Dans ces expériences sur le goût qui, jusqu'ici, n'ont été faites que par M. v. Vintschgau et Honigschmied, on se heurte à de très grandes difficultés et l'on rencontre de nombreuses causes d'erreur.

Une première cause d'erreur est la difficulté de graduer l'excitation gustative de façon qu'elle agisse sur le même nombre de papilles gustatives, autrement dit qu'elle ait la même intensité; car on sait que l'intensité de la sensation croît avec l'étendue de la surface sensitive excitée. Aussi vaut-il mieux, pour les excitations gustatives, employer des surfaces excitantes (pinceau, éponge, etc.) assez larges; si elles étaient trop fines, elles risqueraient de ne pas toucher de papille gustative et l'on aurait, de ce chef, un retard dans la sensation.

Une deuxième cause d'erreur réside dans le choix du point de la langue sur lequel on dépose la substance sapide. Suivant qu'on prend tel ou tel point, et quelquefois des points très rapprochés les uns des autres, on obtient des résultats très différents. Aussi, faut-il avoir la précaution de choisir un endroit qui puisse se faire remarquer par une particularité quelconque, facile à reconnaître (inégalité, fissure, etc.), de façon à pouvoir le retrouver facilement dans toutes les expériences.

Un troisième point, et j'aurai occasion d'y revenir, c'est que, surtout pour certaines régions de la langue, lorsque cet organe reste immobile, il faut souvent un temps très long pour que la sensation sapide se déclare.

Enfin, une dernière difficulté et non la moins importante, c'est qu'il est parfois très difficile de reconnaître d'une façon nette le moment précis où commence la sensation gustative. Il y a là quelque chose d'analogue à ce que j'ai rencontré avec le musc pour les sensations olfactives. La sensation de saveur ne se développe que graduellement et, entre la sensation tactile que détermine le contact du pinceau ou de l'éponge et la sensation gustative franche, existe une sorte de phase intermédiaire qui correspond probablement à l'imbibition de la couche superficielle de la muqueuse et qui tient à la fois du tact et du goût. Cette phase intermédiaire un peu vague est, chez moi, plus prononcée pour les substances amères que pour les autres. Il ne faut pas oublier non plus, et les recherches de M. v. Vintschgau ont mis le fait en pleine lumière, que la sensibilité gustative de la langue et surtout de la pointe offre des différences considérables suivant les individus. Ainsi, chez quelques personnes et chez M. v. Vintschgau en particulier, la pointe de la langue en est tout à fait dépourvue ; chez d'autres, elle est réduite aux trois sensations du sucré, du salé et de l'acide ; chez d'autres, enfin, et c'est le cas dans lequel je me trouve, elle a toutes les sensations gustatives, y compris celle de l'amer (1).

On comprend combien, d'après ces considérations, il est difficile d'arriver à des résultats précis et combien il faut accueillir avec réserve les chiffres qu'on obtient par l'expérience. Aussi, trouve-t-on, et c'est ce qui m'est arrivé, des variations beaucoup plus considérables que pour les sensations précédemment étudiées et même que pour les sensations olfactives.

Ceci posé, voici les chiffres que j'ai eus pour quatre substances sapides, sucre (en solution saturée), sel (*id.*), sulfate de quinine, coloquinte et sulfate de magnésie (*id.*), et acide acétique

(1) Les recherches de M. v. Vintschgau sur le *goût* ont été publiées dans les *Archives de Pflüger*.

étendu, de façon à déterminer une saveur nettement acide, mais
faible :

Pointe de la langue.

Salé : minimum, 25 ; maximum, 72
Sucré :   —   30   —   85
Acide :   —   64   —   70
Amer :   —   2″   —   7″

Dos de la langue, à 1 centimètre environ en arrière de la pointe.

Salé : minimum, 70 ; maximum, 146
Sucré :   —   ?   —   166
Acide :   —   165   —   190
Amer : en moyenne, 1″ $^1/_2$.

Les écarts, comme on le voit, sont tellement considérables
qu'il est à peu près impossible de donner une moyenne. Les
chiffres sont, du reste, tellement variables d'un bout à l'autre
qu'on ne peut vraiment y attacher grande importance. En tous
cas, ils sont supérieurs à ceux que donne M. v. Vintschgau. Il
m'est impossible, du reste, de dire si cela dépend d'une disposition individuelle.

Dans cette comparaison des temps de réaction des différentes
sensations, il importe de bien se rendre compte des phénomènes
pour voir si, en réalité, ces différentes sensations sont comparables à ce point de vue. Il entre, en effet, dans ce que nous
appelons *temps physiologique* ou *temps de réaction* un certain
nombre d'éléments dont la réunion constitue un tout excessivement complexe et qu'il est nécessaire d'analyser minutieu-
sement.

Prenons, en effet, les éléments ou mieux les périodes successives qui constituent le temps de réaction. Nous trouvons :

1° L'excitation de l'appareil sensitif par l'agent extérieur ;

2° La transmission de l'excitation par le nerf sensitif jusqu'aux
centres sensitifs ;

3° L'excitation des centres sensitifs ;

4° La série des actes cérébraux qui transforment la sensation
en idée d'un mouvement volontaire ;

5° L'excitation du centre moteur ;

6° La transmission motrice ;

7° L'excitation des terminaisons nerveuses motrices ;

8° La contraction musculaire.

Or, si on compare chacun de ces actes dans les diverses sensations, on peut admettre avec une certaine vraisemblance, sans

cependant en avoir la certitude, que les actes 4°, 5°, 6°, 7° et 8° sont identiques et que, par conséquent, les périodes qui leur correspondent ont la même durée ; mais déjà pour les actes 2° et 3° il n'en est plus tout à fait de même. Rien ne nous dit que la transmission nerveuse se fasse avec la même vitesse dans le nerf optique, par exemple, et dans le nerf acoustique, dans un nerf tactile et dans un nerf olfactif ; rien ne nous dit que l'excitation d'un centre cérébral gustatif prenne le même temps que l'excitation d'un centre cérébral visuel. Cependant, on pourrait encore, à la rigueur, admettre la chose comme possible, comme probable même. Mais il n'en est plus ainsi dès que nous considérons la première période, celle qui correspond à l'excitation de l'appareil sensitif par l'agent extérieur.

Ici, une analyse minutieuse est indispensable et je suis obligé d'entrer dans quelques détails.

Dans tout organe de sensibilité spéciale, entre les filets nerveux terminaux et le monde extérieur, se trouvent interposés deux ordres d'appareils ou d'organes : 1° des organes nerveux périphériques, cônes ou bâtonnets de la rétine, corpuscules du tact, etc. ; 2° des organes de protection ou de perfectionnement, milieux transparents de l'œil, couches épithéliales, etc. Par conséquent, tout agent extérieur susceptible de déterminer une sensation spéciale rencontrera successivement :

1° Un appareil de protection ou de perfectionnement, de nature non nerveuse, différent pour chaque sens ;

2° Un appareil terminal ou des organes périphériques spéciaux, de nature nerveuse, mais différents par leur structure pour chaque sens ;

3° Les filets nerveux sensitifs dont la structure paraît à peu près la même dans tous les sens, et cependant encore avec certaines réserves.

Voyons comment fonctionnent ces divers appareils et, pour cela, prenons d'abord un sens quelconque, la vue par exemple.

Quand un rayon de lumière vient frapper la rétine, avant d'arriver sur la couche impressionnable de cette membrane, il doit traverser les milieux transparents de l'œil et les couches antérieures de la rétine. Quelque court qu'il soit, il faut donc un certain temps pour que les vibrations lumineuses se transmettent de la face antérieure de la cornée à la face antérieure de la couche des bâtonnets, en considérant ces bâtonnets (avec les cônes) comme les éléments terminaux, les organes périphériques du nerf optique. Les vibrations lumineuses agissent alors d'une façon encore inconnue sur ces cônes et ces bâtonnets, et ces éléments subissent une certaine modification ; mais cette modification n'est pas instantanée ; quelle que soit sa nature, il faut un certain temps pour qu'elle se produise et qu'elle acquière l'intensité nécessaire pour qu'elle puisse exciter, à son tour, la terminaison nerveuse. Il y a donc là un *temps perdu* analogue au temps perdu de la contraction musculaire. Enfin, le filet nerveux terminal est lui-même excité par cette modification du bâtonnet auquel il est rattaché plus ou moins immédiatement et, là encore, on retrouve un *temps perdu* nécessaire pour la mise en jeu des propriétés du nerf, pour son passage de l'état de repos à l'état d'activité. Dans les actes que nous venons d'étudier, on peut donc distinguer trois périodes successives :

Première période : traversée des vibrations lumineuses jusqu'à la membrane de Jacob ;

Deuxième période : modification des cônes et des bâtonnets ;

Troisième période : excitation des terminaisons nerveuses.

Ces trois périodes se retrouvent pour toutes les sensations spéciales, ouïe, tact, odorat, goût. Seulement, un fait capital les différencie les unes des autres, c'est que la *durée* de chacune de ces trois périodes varie pour chacune des sensations. Prenons, en effet, la première période. Pour la vue, elle peut être considérée comme instantanée, eu égard à la vitesse de la lumière. Pour l'ouïe, elle doit être déjà beaucoup plus lente si on se rappelle la vitesse de transmission du son dans les différents milieux ; mais cette première période est encore très courte. Il serait même facile, s'il y avait à cela un intérêt quelconque, de calculer exactement cette durée avec les données physiques qu'on possède sur la vitesse de la lumière et du son. Pour le toucher, il faut encore un certain temps pour que l'ébranlement mécanique produit par un corps qui arrive au contact de l'épiderme se transmette jusqu'aux corpuscules du tact ; ce temps, nous ne le connaissons pas jusqu'ici ; mais, *à priori*, on peut certifier qu'il est plus long que pour les deux sensations de la vue et de l'ouïe.

Restent les deux sensations du goût et de l'odorat. Là, nous trouvons des conditions toutes différentes. Il ne s'agit plus, en effet, de la transmission d'une vibration ou d'un mouvement mé-

canique ; il s'agit du transport de molécules à travers une couche
plus ou moins complexe d'éléments organiques, et l'on conçoit
facilement quelles causes de retard cette nécessité doit apporter
à l'action de la substance sur l'élément sensitif terminal. Pour le
goût, par exemple, il faut que la substance sapide dissoute arrive
jusqu'aux cellules gustatives des bourgeons terminaux du goût
qui se rencontrent sur les papilles de la langue. Ces cellules
semblent, il est vrai, d'après les recherches histologiques les plus
récentes, se terminer par des prolongements en bâtonnet qui,
sortant par le pore gustatif, se trouveraient à l'état libre à la surface de la muqueuse ; mais, en réalité, au point de vue physiologique, il n'en est pas ainsi ; ces prolongements plongent dans
le mucus et les débris épithéliaux qui recouvrent toujours la surface de la langue, et les substances sapides dissoutes doivent traverser cette couche pour arriver jusqu'aux bâtonnets des cellules
gustatives. Un fait facile à observer le démontre surabondam-
ment. Qu'on place sur sa langue une goutte de liquide salé ou
sucré, ou mieux encore amer, en maintenant la langue immobile,
il faut attendre très longtemps pour percevoir la saveur du liquide ; au contraire, dès qu'on presse un peu la langue contre la
voûte palatine la sensation se produit, la pression faisant péné-
trer mécaniquement le liquide dans l'intérieur du corpuscule du
goût. D'un autre côté, si, avant de faire l'expérience, on nettoie
et on racle soigneusement la langue pour enlever le mucus et
l'enduit qui la recouvrent, la sensation suit de beaucoup plus
près l'application du corps sapide.

Pour l'odorat, les conditions sont à peu près les mêmes. Les
cellules olfactives paraissent se terminer à la surface de la muqueuse nasale par des extrémités libres pourvues de cils chez
certains animaux ; mais une couche de mucus les recouvre et
s'interpose entre le corps odorant et la cellule olfactive ; aussi,
quand nous voulons exercer notre odorat de la façon la plus
délicate possible, commençons-nous par balayer par une expiration énergique, en nous mouchant, une grande partie du mucus
qui recouvre la pituitaire. Mais il reste toujours à la surface de
l'épithélium olfactif une couche mince de mucus, mucus qui est
même indispensable et qui, s'il faut en croire Wolff, formerait
avec les corps odorants une véritable combinaison chimique.

Toutes ces considérations prouvent jusqu'à l'évidence que la
durée de cette première période varie dans les différentes sen-

sations; instantanée ou à peu près pour la vue, elle est moins rapide pour l'ouïe et le toucher, quoique, pour ces deux sensations, sa durée n'ait qu'une valeur excessivement faible, tandis que pour l'odorat et le goût cette durée peut acquérir une valeur considérable.

Un autre fait est aussi à considérer à propos de cette première période, c'est que les influences spéciales qui peuvent en modifier la durée agissent d'une façon bien différente pour les diverses sensations. Ainsi, pour la vue, par exemple, les expériences de Foucault sur la vitesse de la lumière ont bien montré que cette vitesse dépend de l'indice de réfraction des milieux traversés ; mais, eu égard à la rapidité de la transmission lumineuse, cette cause ne peut avoir aucune influence et la transmission des rayons lumineux dans les milieux transparents peut être considérée comme instantanée dans n'importe quelles conditions. Pour le son, c'est autre chose : les variations de consistance, de densité, de structure, de sécheresse des divers milieux que traversent les vibrations sonores peuvent déjà avoir une action sur la durée de cette transmission ; mais cette action est encore à peine appréciable. Il en est de même sans doute pour le tact.

Au contraire, pour les sensations de l'odorat et du goût, il en est tout autrement, et cette période peut, dans certaines conditions, se trouver considérablement augmentée, suivant l'état de la muqueuse.

Pour la *deuxième période*, modification de l'appareil sensitif terminal, nous sommes beaucoup moins avancés que pour la première et nous n'avons que des données très insuffisantes. Nous ne savons pas en quoi consiste la modification produite par la lumière sur un bâtonnet de la rétine, par les vibrations sonores sur l'organe de Corti, par un agent mécanique sur un corpuscule du tact, par une substance odorante ou sapide sur les cellules olfactives ou gustatives. Il est possible que, dans certains cas, cette modification soit de nature chimique (rétine? goût? olfaction?); dans d'autres, de nature mécanique (tact, audition); mais, dans l'état actuel de la physiologie, il nous est impossible de rien affirmer.

Nous pouvons cependant admettre, avec une certitude presque absolue, que si cette deuxième période n'a pas la même durée pour les différentes sensations, ce qui est probable, ces différences de durée sont bien moins marquées d'une sensation à

l'autre que pour la première période. Reste à savoir s'il n'y aurait pas égalité de durée de cette deuxième période pour toutes
les sensations. Jusqu'à présent, il est impossible de répondre
d'une façon absolue à cette question. Mais des raisons de plusieurs ordres peuvent être invoquées en faveur de l'inégalité de
durée. En premier lieu, les différences de structure de ces appareils nerveux terminaux, dans chaque sens, *semblent* impliquer
un fonctionnement différent et, par suite, une durée inégale de
ce fonctionnement. En second lieu, si on admet, ce qui est vraisemblable, *que la troisième période a une durée égale pour toutes
les sensations,* on trouverait dans ce fait un deuxième argument,
et très puissant, que je demande la permission de développer.

En étudiant le temps de réaction des sensations, tous les expérimentateurs, presque sans exception, ont constaté que ce
temps de réaction est plus long pour les sensations visuelles que
pour les sensations auditives et tactiles. A quoi peut tenir cette
plus grande durée du temps de réaction des sensations visuelles ?
Pour cela, nous n'avons qu'à comparer les trois périodes dans
chacune de ces sensations. La troisième période étant *supposée*
égale, la première période étant beaucoup plus courte pour la
vue que pour l'ouïe et le tact, on arrive forcément à cette conclusion que l'excès de durée de la sensation visuelle tient à la
deuxième période, en d'autres termes, qu'il faut *plus de temps
pour la modification de l'appareil terminal rétinien que pour
celle de l'appareil terminal acoustique ou tactile.* On aurait donc
ainsi un moyen de mesurer, non pas *absolument,* mais *relativement* la durée de cette seconde période. Seulement, la valeur
de cet argument est subordonnée à cette loi, dont nous ne
sommes pas absolument sûrs, que la troisième période a une
durée égale pour toutes les sensations.

Quoi qu'il en soit, le raisonnement précédent ne peut d'aucune
façon s'appliquer aux sens du goût et de l'odorat. Pour ces deux
sens, en effet, comme on l'a vu plus haut, la première période
présente non seulement une plus longue durée, mais encore
cette durée est susceptible de varier dans des limites très étendues. Aussi, faut-il bien se dire que vouloir comparer le temps
de réaction de ces deux sensations au temps de réaction des trois
premières, c'est comparer des unités de nature différente et
marcher à l'aveugle. On peut, à la rigueur, comparer entre elles
les sensations de la vue, de l'ouïe et du tact ; les sensations du

goût et de l'odorat ne peuvent qu'être étudiées en elles-mêmes, et toute comparaison ne nous apprend rien sur leur compte.

On pourrait peut-être arriver expérimentalement à connaître la durée de cette deuxième période en faisant agir l'excitation électrique sur les nerfs sensitifs au lieu de l'excitant normal physiologique, et j'ai cru un moment pouvoir arriver à une solution par ce moyen. Mais j'ai vite reconnu que, pas plus que le précédent, il ne conduisait à un résultat. Voici, en tout cas, le principe de l'expérience. Prenons, par exemple, la sensation visuelle. Dans une première expérience, je mesure la durée du temps de réaction par les procédés ordinaires ; j'ai alors les trois périodes mentionnées ci-dessus ; j'obtiens ainsi un chiffre, soit $0^{sec},150$. Je fais alors une deuxième expérience en employant l'électricité ; le courant excite alors d'emblée les filets sensitifs terminaux (troisième période) et je supprime ainsi les deux premières périodes. Le chiffre que j'obtiens dans cette seconde expérience, soit $0^{sec},120$, retranché du chiffre de la première, donne $0^{sec},030$, différence qui représente la durée des deux premières périodes pour une sensation visuelle, ou, comme la première période est instantanée, la *durée de la seconde période*. On aurait donc ainsi la mesure *exacte* de cette durée. Mais en y réfléchissant, on s'aperçoit que deux causes importantes d'erreur peuvent fausser le résultat. La première, c'est que l'*intensité* de l'excitation diffère dans les deux cas et diffère d'une quantité que nous ne pouvons pas connaître ; or, il est démontré aujourd'hui, et les expériences faites dans mon laboratoire le démontrent une fois de plus (voir René, *loc. cit.*, p. 276), que la durée du temps de réaction varie avec l'intensité de l'excitation. La seconde cause d'erreur, c'est que, dans le premier cas, nous employons un excitant normal, physiologique, auquel l'esprit est habitué et que, dans le second cas, nous avons affaire à un excitant inusité, anormal ; or, il est très possible que la réaction cérébrale soit différente dans les deux cas et que, par conséquent, les actes par lesquels la sensation est transformée en mouvement n'aient pas la même durée dans les deux expériences.

Malgré ces causes d'erreur, cette méthode me paraît applicable avec certaines réserves, et c'est encore le meilleur moyen que nous ayons, jusqu'ici, d'essayer la difficile analyse de ces phénomènes délicats, si importants pour la connaissance du mécanisme des sensations.

En tout cas, ce moyen est encore inapplicable aux sensations du goût et de l'odorat, tandis qu'il peut être employé facilement pour le tact et peut-être pour l'audition.

Jusqu'ici, les recherches faites sur cette question ont été, pour ainsi dire, nulles et les chiffres donnés par les auteurs ont été pris sans avoir spécialement en vue le sujet dont je m'occupe ici. Exner, pour l'excitation de la rétine par la lumière (étincelle), a trouvé le chiffre de $0^{sec},1506$ pour le temps de réaction et celui de $0^{sec},1139$ pour l'excitation par un courant électrique; la différence $0^{sec},0367$ représenterait donc, d'après le raisonnement fait plus haut, le temps pris pour la modification de l'appareil terminal rétinien, soit, en moyenne, trois centièmes et demi de seconde. M. v. Vintschgau a obtenu, pour le temps de réaction par l'excitation de la pointe de la langue, pour le contact $0^{sec},1507$, pour l'excitation électrique $0^{sec},1304$; la différence de ces deux chiffres est $0^{sec},0203$, soit sensiblement deux centièmes de seconde, qui représentent le temps employé à la modification de l'appareil sensitif tactile terminal. Dans les expériences très peu nombreuses que j'ai faites à ce sujet sur les sensations tactiles, je suis arrivé à des résultats qui, sans infirmer ceux qui ont été obtenus par M. v. Vintschgau, ne peuvent servir à la solution du problème. En effet, en expérimentant sur la pulpe du doigt par le procédé déjà décrit plus haut pour le tact et pour l'excitation électrique en me servant du courant induit, j'ai eu des chiffres presque identiques dans les deux cas et ne variant que de quelques millièmes de seconde, par conséquent, se trouvant dans la limite des erreurs expérimentales possibles. Je dois dire cependant que mes expériences sont trop peu nombreuses pour y attacher une très grande importance.

Si l'on s'en tenait aux expériences d'Exner et de M. v. Vintschgau, on trouverait, dans les deux chiffres de ces auteurs, $0^{sec},0367$ pour la vue, $0^{sec},0203$ pour le tact, la confirmation du fait auquel j'étais déjà arrivé plus haut par une autre voie, à savoir qu'il faut plus de temps pour la modification de l'appareil terminal rétinien que pour celle de l'appareil terminal tactile. Il est évident que cette conclusion ne peut être adoptée que sous toutes réserves et qu'il faudra, pour arriver à un résultat, des expériences multipliées. Peut-être aussi arrivera-t-on à trouver une méthode permettant de donner d'une façon plus précise la solution de ce problème. Quoi qu'il en soit, il m'a paru utile de signaler l'ac-

cord, peut-être fortuit, qui existe entre les deux méthodes auxquelles on peut avoir recours jusqu'à nouvel ordre.

Pour l'odorat, comme pour le goût, nous n'avons, par contre,
aucun moyen de connaître, ne fût-ce qu'approximativement, la
durée de cette deuxième période, la durée variable de la première
période nous enlevant toute base solide.

L'appareil dont je me suis servi pour étudier le temps de réaction des sensations olfactives m'a servi aussi pour étudier les *sensations olfactives simultanées* et l'*intensité* comparée de ces sensations.

On peut, pour cette étude, disposer l'expérience de deux façons : ou bien faire arriver *simultanément* les deux substances
odorantes *dans la même narine*, ce qui est facile en reliant l'embout nasal à deux tubes afférents partant de deux flacons distincts
et en prenant la même disposition pour la poire en caoutchouc ;
ou bien faire arriver chaque odeur dans une narine différente.
Dans les deux cas, du reste, les résultats sont identiquement les
mêmes. Au lieu de garder la poire en caoutchouc et d'envoyer
les courants d'air odorants *par compression*, on peut encore, ce
qui est plus simple, laisser les extrémités des deux tubes A en
communication libre avec l'atmosphère et faire simplement une
inspiration énergique. Les résultats sont les mêmes, avec plus
d'intensité seulement dans le second cas. J'ai, du reste, employé
concurremment les deux procédés.

Voici les résultats que j'ai obtenus. Ces résultats varient suivant qu'on inspire simultanément : 1° deux substances odorantes ; 2° deux substances tactiles ; 3° une substance odorante
et une substance tactile.

1° *Deux substances odorantes.* — Dans ce cas, l'une des substances domine et est habituellement sentie seule. Avec de l'attention, on peut cependant arriver à distinguer la moins intense,
mais on éprouve une certaine difficulté. Voici l'ordre dans lequel
je classerais les substances essayées d'après leur intensité, chaque
substance masque celle qui vient après : *assa fœtida*, valériane,
camphre, sulfure de carbone, essence de menthe, musc.

2° *Deux substances tactiles.* — Acide acétique fort et ammoniaque (chacun par une narine) ; les deux sont senties, mais
l'ammoniaque prédomine.

3° *Une substance tactile et une substance odorante.* — Les
deux sont senties.

Avant de terminer ce travail, je donnerai quelques détails sur le cas d'anosmie dont j'ai parlé précédemment.

M. X...., très intelligent et sachant parfaitement analyser ses sensations, a perdu l'odorat dès son jeune âge sans pouvoir exactement préciser l'époque. Après sa naissance, il a été atteint d'un coryza intense et qui dura longtemps; à 6 ans, il reçut sur le front un coup violent qui lui fit perdre connaissance et qui a même laissé un certain degré de dépression à la racine du nez.

L'odorat est tout à fait aboli. Il n'éprouve aucune sensation sous l'influence des substances suivantes : éther, chloroforme, musc, essence de girofle, *assa fœtida*, essence de menthe, sulfure ammonique, solution étendue d'iode.

Le tact de la pituitaire est conservé; il sent parfaitement le contact d'une pointe mousse. L'ammoniaque, l'acide acétique sont bien sentis, mais ne sont pas distingués l'un de l'autre. En prenant, chez lui, le temps de réaction avec l'ammoniaque, je trouve 31 centièmes de seconde; par conséquent, un chiffre très normal.

Le goût est intact. Il reconnaît les saveurs sucrées, salées, acides, amères. Mais tout ce qui, dans la gustation, dépend de l'odorat, lui échappe; ainsi, il ne reconnaît pas le beurre rance du beurre frais, l'huile de lampe de l'huile à salade; il ne sent pas les œufs pourris; il ne reconnaît pas le bouquet des vins; il sent le vinaigre, le fromage de Roquefort; il distingue très bien si un mets est brûlé, mieux même qu'on ne le fait habituellement; chez lui, du reste, le sens du goût paraît s'être développé en raison de l'absence de l'odorat, cela spécialement pour les substances amères, comme la bière, le café; c'est probablement par l'amertume qu'il reconnaît le goût de brûlé. Il est aussi très sensible aux mets poivrés. Il fume, mais il ne distingue pas les bons cigares des mauvais et, si on lui met un flacon de nicotine sous le nez, il ne sent rien du tout. En somme, toutes les sensations tactiles de la pituitaire, les sensations tactiles et gustatives de la muqueuse buccale sont conservées; l'odorat seul est aboli et aboli complètement : c'est un cas-type.

Faut-il faire remonter la perte de l'odorat au coup reçu sur le front? C'est assez probable. Notta, dans un mémoire *sur la perte de l'odorat* (*Archives de médecine*, 1870, t. XV), a montré que les anosmies traumatiques sont très souvent persistantes et, dans plusieurs de ses observations, Notta mentionne aussi la conservation du goût de brûlé, du goût de café.

A côté de ce fait d'anosmie typique, j'en placerai un dans lequel l'anosmie n'est que partielle, mais qui présente cependant des particularités intéressantes.

Ce cas m'a été communiqué par M. P. Parisot, interne des hôpitaux de Nancy. Il concerne une femme âgée de 54 ans et entrée, le 4 décembre 1882, dans le service de M. le professeur Victor Parisot pour une affection chronique de l'estomac (épithélioma du pylore). Chez cette femme, on constata une bifidité du voile du palais, bifidité à laquelle participait la partie la plus postérieure de la voûte palatine osseuse. L'examen de l'olfaction, fait par M. P. Parisot, donna les résultats suivants :

Ammoniaque : sensation agréable et se produisant avec une grande rapidité; cette substance ne provoque pas d'éternuements ;

Acide acétique : sensation agréable, très nette et très prompte;

Essence de menthe : aucune sensation ;

Camphre : id.;

Musc : sensation nulle; quelquefois cependant la sensation existe, mais excessivement vague ;

Sulfure de carbone : sensation très faible, un peu désagréable; les sensations provoquées par le sulfure de carbone et surtout par le musc ne se produisent qu'avec une très grande lenteur, malgré des inspirations profondes et répétées ;

Assa fœtida : sensation légère, de nature indéterminée ;

Éther sulfurique : sensation très nette, très rapide et très agréable.

Chez cette malade, l'exploration était rendue difficile par son état de faiblesse et par une surdité due à une suppuration de l'oreille moyenne.

Sa mort arriva le 15 février. A l'autopsie, on put constater l'existence et l'intégrité des nerfs olfactifs, ce à quoi, du reste, on pouvait s'attendre d'après les phénomènes présentés pendant la vie. Il était intéressant de constater ce fait, car on sait que des vices de conformation du cerveau et, en particulier, l'absence des nerfs olfactifs ont été quelquefois observés dans les cas de fissures de la voûte palatine (1). Il est vrai que, dans le cas actuel, la fissure ne portait guère que sur la partie membraneuse. Une chose à noter dans cette observation, c'est qu'il y avait non

(1) Voir CHRÉTIEN, *Des Fissures congénitales de la voûte palatine*, p. 16.

seulement diminution de l'odorat, fait assez souvent constaté
dans les cas de fissure palatine congénitale, mais encore perver-
sion de l'odorat ; en outre, la sensibilité tactile paraissait aussi
modifiée (voir l'action de l'ammoniaque).

La brochure du D' G. Buccola, que j'ai mentionnée en note
au début de ce travail, traite le même sujet que celui dont je me
suis occupé dans ce mémoire. Cette brochure, intitulée : *Sulla
durata delle percezioni olfattive*, est la reproduction d'une note
qui a été communiquée, en décembre 1882, à l'Institut lombard
des sciences et a été publiée dans le dernier fascicule de 1882
de l'*Archivio italiano per le malatie nervose*. Je résumerai brièvement les recherches du D' Buccola, recherches antérieures aux
miennes de quelques semaines et dont je ne pouvais, du reste,
avoir aucune connaissance, ses travaux n'ayant encore paru dans
aucun recueil français ou étranger.

Les recherches du D' Buccola ont porté sur trois substances
(je laisse de côté l'appareil, qui n'est décrit que très brièvement
dans la brochure de l'auteur). Ces substances sont :

L'eau de *Felsina* [eau de toilette dans le genre de l'eau de Co-
logne et très usitée en Italie] (1) ;

L'essence d'œillet et l'éther sulfurique.

Voici les moyennes trouvées par l'auteur pour ces différentes
substances :

	I.	II.	III.	IV.
Eau de Felsina	39,3	{ 43,9 { 44,2	44,0 } 43,1 }	68,1
Essence d'œillet	41,2	{ 52,9 { 44,7 }	37,4	50,9
Éther sulfurique	23,6	{ 35,0 { 33,4	23,4 } 26,3 }	"

Chaque colonne se rapporte à un individu différent.

On voit, par ces chiffres, que les résultats obtenus concordent
assez bien avec ceux qui sont mentionnés dans le cours de ce
travail, quoique nous ayons, le D' Buccola et moi, expérimenté
sur des substances différentes.

(1) Son nom d'eau de *Felsina* lui vient de ce qu'elle est fabriquée à Bologne.
ville fondée par les Étrusques sous le nom de Felsina.

(*Extrait de la* REVUE MÉDICALE DE L'EST.)

NOTE ADDITIONNELLE.

Par une coïncidence qui s'est déjà plus d'une fois rencontrée dans l'histoire de la science (certains sujets sont dans l'air), en même temps que le Dr Buccola et moi, le Dr W. Moldenhauer étudiait le même sujet dans le laboratoire du professeur Wundt, à Leipzig. Le travail du Dr Moldenhauer a pour titre : *Ueber die einfache Reactionszeit einer Geruchsempfindung* et a paru dans la 4e livraison (1883) du *Recueil de psychologie physiologique* (*Philosophische Studien*) publié par Wundt. Je me contenterai de signaler ici la contradiction qui existe entre les résultats obtenus par le Dr Moldenhauer et les miens au sujet du musc. Des recherches ultérieures pourront seules décider la question.

Nancy, imprimerie Berger-Levrault et Cie.

III.

RECHERCHES SUR LES FORMES

DE LA

CONTRACTION MUSCULAIRE

ET

SUR LES PHÉNOMÈNES D'ARRÊT

Quand on examine la constitution anatomique de l'arc réflexe, on trouve successivement les parties suivantes, en allant du muscle à la surface sensitive, peau ou muqueuse (*fig. 1*) :

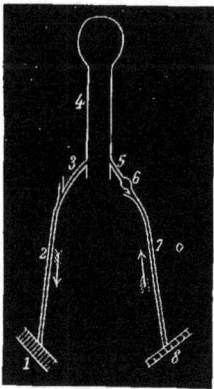

1 le muscle,
2 le nerf moteur,
3 la racine motrice,
4 le centre nerveux, moelle et encéphale,
5 la racine sensitive,
6 le ganglion de cette racine,
7 le nerf sensitif,
8 la surface sensitive.

Fig. 1. — Schéma de l'arc réflexe.

La contraction musculaire peut être déterminée *expérimentalement* par l'excitation de chacun de ces huit éléments de l'arc réflexe.

Pour désigner ces différentes espèces de contraction, j'emploierai les termes abréviatifs que représente le tableau suivant :

A. *Contraction directe,* par excitation directe :
— Du muscle : *Contraction musculo-directe;*
— Du nerf moteur : *Contraction névro-directe;*
— De la racine motrice : *Contraction radico-directe.*

B. *Contraction centrale,* par excitation des centres nerveux :
— *Contraction médullaire, bulbaire, encéphalique.*

C. *Contraction réflexe,* par excitation :
— De la racine sensitive : *Contraction radico-réflexe;*
— Du ganglion : *Contraction ganglio-réflexe;*
— Du nerf sensitif : *Contraction névro-réflexe;*
— De la périphérie sensitive : *Contraction périphéro-réflexe* (*Contraction cutanéo-réflexe, cardio-réflexe,* etc., suivant le point de la périphérie sensitive excité).

Le but de ce travail est d'examiner si la contraction musculaire est la même comme forme dans chacun de ces modes d'excitation, ou bien si, suivant le lieu de l'excitation, la contraction musculaire change de caractère.

J'étudierai d'abord la contraction directe, puis la contraction réflexe et en dernier lieu seulement la contraction centrale provoquée ou volontaire. Cette étude une fois faite, j'essaierai d'appliquer les résultats obtenus à l'interprétation des phénomènes, tant de la contraction musculaire proprement dite que de l'innervation générale.

Il semble au premier abord qu'après tant d'études faites sur la contraction musculaire, la question doive être épuisée; il n'est peut-être pas en effet de physiologiste qui n'ait touché plus ou moins à cette question. Il n'en reste pas moins beaucoup à faire et spécialement, comme on le verra plus loin, la question de la contraction réflexe est encore à peine ébauchée. Des faits et des plus importants ont échappé en grande partie à l'attention des expérimentateurs, et ce sont surtout ces faits que je voudrais mettre en lumière. Au lieu de borner ce travail à quelques points spéciaux, j'ai cru préférable de faire une sorte d'étude d'ensemble de la forme de la contraction musculaire; je m'exposais ainsi à des redites et j'étais obligé de revenir sur des points parfaitement connus; mais ce mode de procéder permet de mieux saisir les différences de forme de la contraction musculaire suivant le lieu de l'excitation. D'ailleurs, je n'ai fait que rappeler brièvement les faits déjà étudiés et devenus classiques, réservant les développements pour les faits nouveaux ou jusqu'ici incomplètement étudiés. Même avec ces restrictions, le cadre que je m'étais tracé est tellement vaste que j'ai été obligé de le restreindre encore en laissant de côté certains points sur lesquels je n'avais que des expériences insuffisantes ou sur lesquels je n'avais pu faire de recherches.

Chemin faisant, j'ai touché à certaines questions un peu en dehors de mon sujet, mais sur lesquelles mes expériences me fournissaient quelques résultats intéressants. Enfin, j'ai été amené par ces recherches à étudier des phénomènes se rattachant à la physiologie générale de la substance nerveuse et spécialement les phénomènes d'arrêt. C'est cette étude des actions d'arrêt qui termine ce travail.

J'ai joint à ce mémoire un grand nombre de tracés graphiques choisis parmi ceux que j'ai recueillis ; j'aurais voulu les multiplier encore, mais il est une limite devant laquelle j'ai dû m'arrêter. Quant aux procédés expérimentaux employés, ils sont maintenant tellement connus depuis les travaux, devenus classiques, de Marey et de ses élèves, que je n'ai pas cru utile d'y insister. Je ne puis que renvoyer le lecteur à la méthode graphique de Marey, aux travaux du laboratoire du même auteur et à ma *Physiologie*[1].

Toutes les expériences relatées dans ce travail ont été faites sur la grenouille.

1. Je donnerai cependant quelques éclaircissements sur un point spécial. Dans un certain nombre d'expériences, j'ai employé, comme on le verra plus loin, l'appareil à glissement de Du Bois-Reymond, dont la disposition est bien connue de tous les physiologistes. L'appareil dont je me suis servi est gradué, en centimètres, de 0 à 40, 0 correspondant à la distance maximum (40 centimètres) des deux bobines et par suite à l'intensité minimum du courant induit, et 40 au rapprochement complet des deux bobines et par conséquent à l'intensité maximum du même courant. Mais les intensités du courant induit ne sont pas exactement en raison inverse de l'écartement des deux bobines. Si, en effet, on dresse la courbe du coefficient d'induction de l'appareil en fonction de la distance des centres des deux bobines, on voit que, à mesure que la bobine secondaire se rapproche de la bobine inductrice, l'intensité du courant induit croît d'abord lentement, puis plus vite, et enfin plus lentement pour arriver à son maximum. Les chiffres indiqués dans ce travail donnent donc, non pas le degré d'écartement des deux bobines, mais, avec les réserves faites ci-dessus, l'intensité d'action du courant induit.

PREMIÈRE PARTIE

DES FORMES DE LA CONTRACTION MUSCULAIRE.

A. — CONTRACTION DIRECTE.

1° *Contraction musculo - directe.*

Quand on excite directement un muscle en plaçant, par exemple, une électrode à une extrémité du muscle et l'autre à l'autre extrémité, on excite en même temps les nerfs intramusculaires et les terminaisons nerveuses motrices, et le résultat est le même que si l'on excitait directement le nerf moteur; la contraction, secousse ou tétanos, a le même caractère et la même forme. Pour avoir les effets de l'excitation du muscle, indépendamment de toute intervention nerveuse, le meilleur moyen est de paralyser les plaques motrices terminales par le curare; dans ces conditions, la contraction est produite par l'excitation même du tissu musculaire. La curare modifie bien un peu, il est vrai, l'irritabilité musculaire, comme l'ont montré les recherches de Rosenthal et de Boudet de Paris; mais, malgré cet inconvénient, il est facile de comparer la forme de la contraction musculo-directe du muscle curarisé à celle de la contraction musculo-directe du muscle intact, en faisant la part de l'action du curare. Pour ces expériences, il suffit de curariser l'animal en employant le procédé de Cl. Bernard (ligature d'un membre), pour garantir une des pattes de l'action du poison; les deux gastro-cnémiens sont fixés aux deux leviers d'un myographe double et les excitateurs bifurqués aboutissent d'un côté au muscle curarisé, de l'autre au muscle intact. On peut ainsi comparer facilement les deux tracés [1].

1. Dans cette expérience, il y a une cause d'erreur dont il faut être prévenu. Quand on fait la ligature d'un membre pour empêcher le poison d'agir sur les muscles de ce membre, on empêche en même temps l'abord du sang dans ces muscles, tandis que le sang continue à arriver dans les muscles du côté curarisé. Les muscles du membre lié deviennent rapidement plus durs et sont évidemment modifiés dans leur élasticité et dans leur irritabilité. Ces modifications sont plus prononcées quand on lie le membre en masse que quand on le lie en respectant le nerf. Dans le cas où le muscle est ainsi altéré dans ses propriétés, il faudrait, pour rendre l'expérience comparable, lier l'artère de la patte curarisée après s'être assuré que l'action du poison est complète. Il vaut mieux, en tout cas, rejeter les expériences dans lesquelles l'irritabilité du muscle non curarisé ne paraît pas normale.

La secousse musculo-directe du muscle curarisé se présente alors sous la forme de secousse musculaire classique, telle qu'on la trouve décrite partout. Seulement, si on la compare à la secousse musculo-directe du muscle intact ou à la secousse névro-directe, on voit (*fig. 2*) que, pour le muscle curarisé, le passage de la ligne d'ascension à la ligne de descente est plus

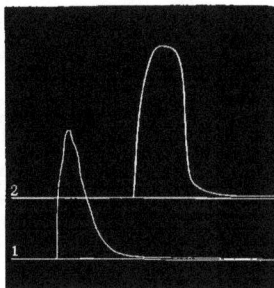

Fig. 2. — Secousse du muscle curarisé et du muscle intact [1].

arrondi, autrement dit, le muscle reste plus longtemps à l'état de contraction. Ce fait peut se voir aussi sur les tracés donnés par Boudet de Pâris (*Travaux du laboratoire de Marey*, 1878-1879, p. 147, fig. 32). Dans l'expérience de la figure 2, la contraction était produite par un seul choc d'induction de rupture; les secousses déterminées par la fermeture avaient du reste la même forme. Une chose à remarquer ici, c'est que la secousse du muscle curarisé a plus d'amplitude que celle du muscle intact. Ce fait se rattache-t-il à une irritabilité plus grande du muscle curarisé? Boudet, dans ses recherches, a toujours constaté, au contraire, une diminution d'excitabilité; mais, pour ma part, je ne saurais être aussi absolu, et si dans beaucoup de cas j'ai observé cette diminution, il en est d'autres et on en trouvera encore des exemples plus loin, dans lequel le curare augmentait l'irritabilité musculaire. Il faut aussi remarquer que tous les curares ne sont pas de même nature et que dans certains échantillons, à côté de l'action typique et classique se montre une action excitante qui peut, dans

1. Ligne supérieure, 2, muscle curarisé. — Ligne inférieure, 1, muscle intact. — NOTA. A moins d'indication contraire, tous les tracés sont pris avec la vitesse minimum du cylindre enregistreur. Une seconde correspond à une étendue de 12 millimètres sur le tracé. Tous les tracés se lisent de gauche à droite.

certains cas, acquérir une intensité assez grande. Cette forme de
la secousse du muscle curarisé se voit aussi bien, du reste, avec
le courant constant qu'avec le courant induit.

Mais avec le courant constant, ce n'est qu'avec un courant *faible* qu'on observe une *secousse simple* à la fermeture du courant.
Habituellement, après la fermeture, le muscle conserve un certain
degré de raccourcissement qui disparaît à la rupture du courant,
comme on le voit dans la figure 3. Il y a donc là un véritable téta-

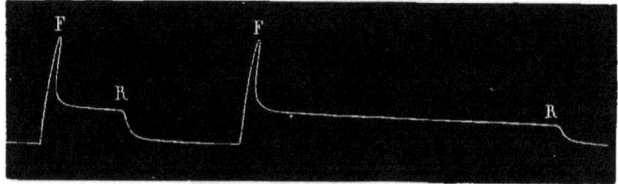

Fig. 3. — Tétanos de fermeture ; muscle curarisé[1].

nos de fermeture qui a été bien étudié par Wundt. Quand le courant constant est assez intense, on observe aussi à la rupture une
contraction (*fig. 4*); mais elle est toujours plus faible que la con-

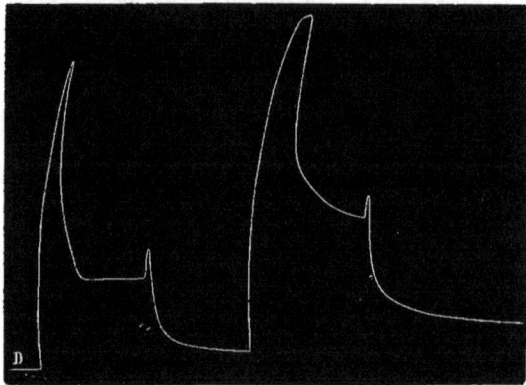

Fig. 4. — Contraction de fermeture et de rupture; muscle curarisé.

traction de fermeture à moins que le courant ne soit très intense ;
quelquefois même, comme on le voit dans la figure 4, cette con-

1. F, fermeture du courant. — R, rupture.

traction de rupture est suivie d'un raccourcissement permanent. Avec le muscle curarisé, le tétanos de fermeture s'observe aussi bien avec le courant descendant qu'avec le courant ascendant.

Avec l'extra-courant, les résultats sont les mêmes qu'avec les courants constants (*fig.* 5).

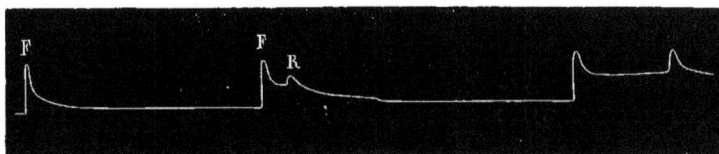

Fig. 5. — Contraction de fermeture et de rupture; muscle curarisé[1].

Du reste, que l'excitation soit bipolaire ou unipolaire, le résultat est toujours le même.

Avec les chocs d'induction simples, la forme de la secousse musculo-directe est la même qu'avec les courants constants et cette forme est la même aussi pour la fermeture et pour la rupture. Seulement, à l'inverse de ce qui existe pour le courant constant, il n'y a jamais de tétanos de fermeture, quelle que soit d'ailleurs l'intensité du courant.

Le *tétanos musculo-direct* du muscle curarisé a la même forme, dans ses traits généraux, que le tétanos musculo-direct du muscle normal, sauf cependant quelques différences que je vais signaler.

Avec les courants induits (appareil de Du Bois-Reymond), le tétanos apparaît dans le muscle intact pour des courants qui ne produisent rien sur le muscle curarisé; l'irritabilité de ce dernier serait donc diminuée, comme l'ont vu Boudet de Pâris et d'autres observateurs. Cependant, le fait doit, il me semble, être présenté autrement; en excitant le muscle intact, on excite en réalité les nerfs intramusculaires, de sorte que le résultat de l'expérience précédente doit plutôt être formulé ainsi : le muscle (substance contractile) est moins excitable pour les courants induits tétanisants que les nerfs moteurs. Une fois obtenu, le tétanos du muscle curarisé présente les caractères suivants. D'abord, le raccourcissement persiste plus longtemps que dans le muscle intact

1. F, fermeture; R, rupture. Excitations d'intensité croissante. La première excitation, la plus faible, ne détermine qu'une contraction de fermeture. Extra-courant.

après la cessation de l'excitation ; il met par conséquent plus de temps à revenir à sa longueur naturelle. En outre, si on continue l'excitation tétanisante, le raccourcissement tétanique persiste plus longtemps que dans le muscle normal, fait qui se trouve d'ailleurs en accord avec le précédent. Enfin, le tétanos musculo-direct du muscle curarisé ne présente pas ou ne présente qu'exceptionnellement, et alors à un degré beaucoup plus faible, la *contraction initiale* qui se montre au contraire souvent, tant dans le tétanos musculo-direct du muscle normal que dans le tétanos névro-direct.

Avec les *courants constants interrompus,* les phénomènes sont un peu différents. On pourra s'en rendre compte en examinant les figures 6 et 7 qui donnent les tracés pris dans une série d'expériences. Un muscle gastro-cnémien est curarisé, l'autre intact. On excite simultanément et par le même nombre d'interruptions, le muscle curarisé et le nerf du muscle intact.

Pour 6 à 7 interruptions par seconde, on a dans le muscle curarisé une série de secousses correspondant en nombre au nombre des excitations. L'excitation simultanée du nerf moteur du muscle opposé (excitation névro-directe) n'a rien produit (*fig.* 6).

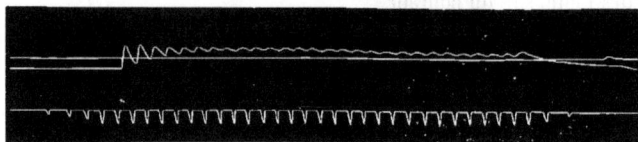

Fig. 6. — Tétanos incomplet du muscle curarisé[1].

La contraction névro-directe n'apparaît qu'à 8 interruptions par seconde. Pour 13 interruptions par seconde (*fig.* 7), la fusion des secousses est à peu près complète pour le muscle curarisé, 1 ; le tétanos névro-direct, au contraire, est encore très incomplet, 2 ; mais, en revanche, l'amplitude de ce dernier est bien supérieure. Enfin, un fait à noter, c'est la régularité des secousses du muscle curarisé qui contraste avec l'irrégularité relative des secousses non fusionnées du tétanos névro-direct.

1. Ligne supérieure; ligne de contraction du muscle intact; il n'y a qu'une très légère contraction après la cessation de l'excitation. Ligne moyenne ; ligne de contraction du muscle curarisé. Ligne inférieure ; elle indique le nombre des interruptions (les trois premières sont inefficaces et ne doivent pas être comptées). Courants constants faibles.

On voit par cette expérience que le muscle curarisé, à l'inverse de ce qui se produit pour les courants induits, est plus excitable que le muscle intact ou que le nerf moteur pour les courants

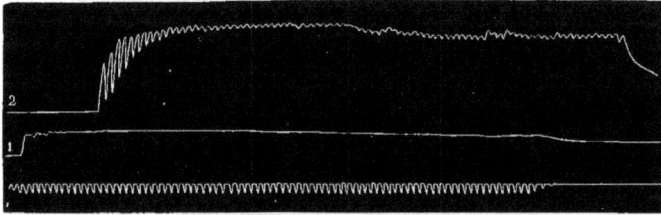

Fig. 7. — Tétanos comparés du muscle curarisé et du muscle intact [1].

constants faibles et que la fusion des secousses s'y produit plus rapidement.

On pourrait employer un autre moyen que le curare pour étudier la contraction musculo-directe. Ce serait de sectionner le nerf moteur et d'attendre pour essayer l'action des diverses excitations sur le muscle, la dégénérescence des plaques motrices terminales qui précède celle des fibres musculaires. Je n'ai pas fait jusqu'ici de recherches de ce genre.

J'ai essayé l'influence des *excitations mécaniques* (piqûres, chocs simples ou intermittents, sections, etc.) sur le muscle curarisé. Mais les mouvements imprimés au muscle par l'action mécanique se transmettent de proche en proche au tendon et au levier auquel il est rattaché, de sorte que, dans le tracé qu'on obtient, il est difficile de faire la part de la contraction due réellement à l'excitation et celle du mouvement communiqué. J'ai essayé d'arriver à un résultat en fixant solidement par des épingles la moitié supérieure du muscle en laissant libre sa moitié inférieure rattachée au levier du myographe; j'excitais alors par la piqûre ou tout autre moyen mécanique cette moitié supérieure; mais je ne suis arrivé à rien de précis avec cette disposition et n'ai pas continué ces expériences.

L'*excitation chimique* du muscle curarisé avec l'acide lactique

1. 1, ligne de contraction du muscle curarisé; 2, ligne de contraction du muscle intact. Les deux contractions ont commencé au même instant, seulement le levier inscripteur du muscle curarisé était plus long. Cette disposition se retrouvera dans la plupart des tracés suivants. Sur la ligne inférieure sont indiquées les interruptions du courant.

concentré donne un raccourcissement permanent, une véritable
contraction, mais peu intense. L'acide était appliqué soit directement sur la surface du muscle mis à nu, soit dans une incision
de façon que l'acide atteignît la coupe des fibres musculaires [1].
La même contracture, plus intense seulement, s'observe avec les
acides minéraux, comme l'acide nitrique ou l'acide sulfurique. La
figure 8 représente le tracé du tétanos déterminé par ce dernier

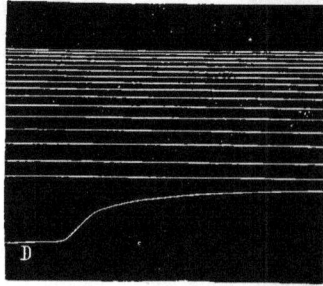

Fig. 8. — Tétanos chimique du muscle curarisé.

acide; il se produit d'emblée, sans secousse et s'accroît lentement; en effet, l'ascension du levier du myographe continue à se
faire pendant plus de trente minutes, et le muscle reste à cet état
de rétraction sans revenir à sa longueur primitive. Mais ce raccourcissement consécutif est plutôt une simple rétraction physique par coagulation de la myosine qu'un véritable tétanos.

Avec les acides étendus, je n'ai pas obtenu, en les appliquant
directement sur le muscle, de contraction musculaire enregis-
trable par le myographe. Il m'a donc été impossible d'en étudier
la forme.

2° Contraction névro-directe.

La contraction névro-directe, c'est-à-dire celle qui est produite
par l'excitation directe du nerf moteur, a été étudiée par tous les
physiologistes, et c'est à elle que se rattachent presque toutes les
notions classiques sur la contraction musculaire. Quoique cette

1. Dans ce dernier cas, d'après Héring, la contraction pourrait être due au courant musculaire, comme quand on réunit par un arc conducteur la surface d'un
muscle à sa coupe.

contraction soit aujourd'hui parfaitement connue et ait été ana-
lysée dans tous ses détails, j'en dirai cependant quelques mots,
spécialement au point de vue de la forme de la contraction.

Cette forme doit d'abord être envisagée dans la *secousse simple*
et pour en avoir une idée, il vaut mieux l'étudier à l'aide de tracés pris avec une certaine vitesse de rotation du cylindre enregistreur. Je crois inutile de donner ici des figures représentant
les types principaux de secousse névro-directe. Ces types sont en
effet bien connus et on les trouvera dans les mémoires spéciaux.
La forme de la secousse est surtout influencée par la durée relative des deux périodes d'ascension et de descente. A ce point de vue,
on peut distinguer les cas suivants : les deux périodes d'ascension
et de descente sont égales ; la période d'ascension l'emporte sur
la période de descente; la période de descente est plus longue
que la période d'ascension, et c'est là du reste la forme la plus ordinaire. Enfin, dans certains cas, se montrent des oscillations consécutives qui dépendent de l'élasticité du muscle, en éliminant
les causes d'erreur dues au levier même du myographe. Cette
secousse névro-directe présente du reste une forme identique
avec les courants constants, l'extra-courant, les décharges du condensateur et les courants induits de fermeture ou de rupture [1].

Quelquefois, mais beaucoup plus rarement que par l'excitation
directe du muscle, on observe un tétanos de fermeture et plus
rarement encore un tétanos de rupture. Ce tétanos de fermeture
est bien moins intense que le tétanos de fermeture de la contraction musculo-directe. Quant au tétanos de rupture, il est très
rare, à moins de continuer pendant longtemps l'excitation par le
courant constant (tétanos de Ritter).

Quant à l'amplitude de la courbe, elle dépend en grande partie
de l'intensité et du sens du courant. Sous ce rapport, j'ai constaté
à plusieurs reprises l'exactitude des lois de Pflüger.

1. Pour étudier la *forme* de la contraction musculaire, il faut inscrire cette contraction sur des surfaces, plaques ou cylindres, animées d'un mouvement uniforme :
à ce point de vue, le cylindre enregistreur ordinaire, tel qu'il est habituellement
employé en France depuis Marey, est un appareil excellent. Avec ses trois vitesses,
il permet d'étudier, dans toutes les conditions possibles, la forme de la contraction.
Il n'en est pas de même des appareils qui reposent sur le principe du mouvement
accéléré, comme les myographes à ressort d'Helmholtz et de Fredericq, ou sur le
principe du pendule, comme le myographe de Wundt. Ces appareils excellents pour
étudier la durée des différentes périodes de la contraction, en faussent la forme et
ne permettent pas de la saisir et de l'apprécier d'un coup d'œil comme avec les
appareils à mouvement uniforme.

Les diverses formes de *tétanos névro-direct* ont été étudiées
avec tant de détails par les physiologistes, que j'aurai peu de chose
à en dire. On sait comment se fait la transition graduelle des secousses isolées et égales au tétanos parfait. Je ne m'arrêterai
que sur quelques points.

Quand on excite un nerf moteur par des courants de piles interrompus, par exemple, en augmentant peu à peu la fréquence des
interruptions, on observe les faits suivants qu'on peut voir sur les
tracés des figures 9 à 13 pris comme types. Jusqu'à 8 excitations
par seconde, les secousses sont parfaitement égales, isolées et
leurs *faîtes* et leurs *bases* forment deux lignes horizontales parallèles que j'appellerai *ligne de faîte* et *ligne de base* (*fig.* 9).

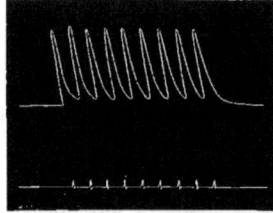

Fig. 9. — Fusion des secousses; première phase.

A 8 excitations par seconde, la ligne de base commence à monter
et devient oblique, mais elle reste encore droite (*fig.* 10), de façon

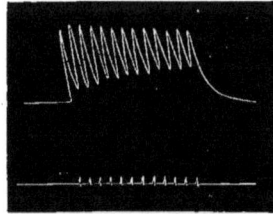

Fig. 10. — Fusion des secousses; deuxième phase.

que les secousses, qui décroissent régulièrement d'amplitude, sont
inscrites dans un tronçon de triangle rectangle. A 10 excitations
par seconde (*fig.* 11), la ligne de base prend la forme d'une
courbe à concavité inférieure, courbe dont la concavité s'accentue

de plus en plus à mesure qu'augmente la fréquence des excitations (*fig.* 12). Dans ces conditions, la série des secousses se divise en

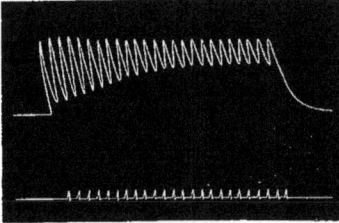

Fig. 11. — Fusion des secousses; troisième phase.

deux parties; les premières, diminuant graduellement d'amplitude, représentent un triangle plus ou moins allongé; les autres, égales

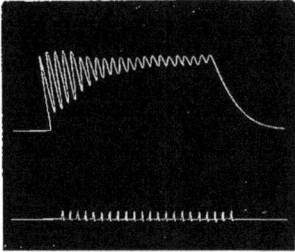

Fig. 12. -- Fusion des secousses; quatrième phase.

entre elles, très petites, ont leur ligne de faîte et de base parallèles et sont inscrites dans une bande étroite qui se réduit bientôt à

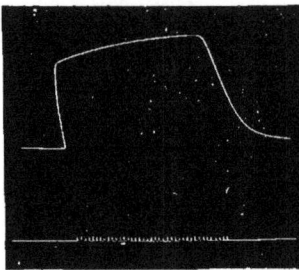

Fig. 13. — Fusion complète des secousses; dernière phase.

une ligne de fines dentelures. Enfin, à 17 excitations par seconde la fusion des secousses est complète (*fig.* 13). On sait du reste que cette fusion s'obtient pour un nombre moins fréquent d'excitations quand onprolonge longtemps l'excitation tétanisante; mais dans ce cas les premières secousses sont toujours isolées.

Le mode de fusion des secousses que je viens de décrire ne se présente pas toujours avec cette forme typique. Très souvent, après les premières secousses, les lignes de faîte et de base, au lieu de rester écartées, se rejoignent plus ou moins vite pour n'en former qu'une; le tétanos, incomplètement fusionné dans la première partie de la courbe, est complet dans la seconde; très souvent aussi ces deux lignes, au lieu de rester horizontales, présentent, surtout dans la première partie, une direction ascendante plus ou moins accentuée. Le tracé de la figure 14 donne un exemple de ces deux dispositions.

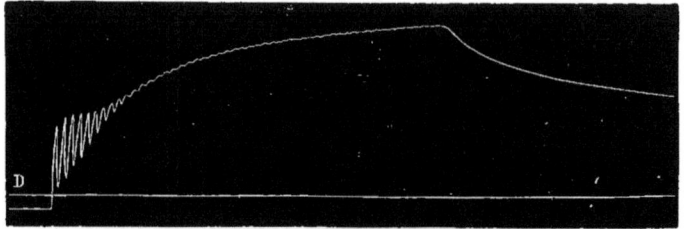

Fig. 14. — Fusion des secousses; forme ascendante.

Avec l'*extra-courant*, on retrouve les mêmes formes intermédiaires pour arriver au tétanos parfait; ainsi la figure 1, pl. XVII, représente un tétanos incomplet correspondant à 19 excitations par seconde; il en fallait 28 pour obtenir le tétanos parfait.

Il peut arriver, et cela m'a paru plus fréquent avec les courants induits et avec l'extra-courant qu'avec les courants constants, que la première et la dernière secousse ne soient pas égales aux autres; dans ce cas, elles peuvent être, soit plus hautes, soit plus faibles. J'aurai occasion de revenir plus loin sur ce fait.

Avec les *courants induits* de fréquence variant entre 6 et 30 excitations par seconde, les phénomènes sont à peu près les mêmes. La fusion des secousses s'opère entre 10 et 20 excitations par seconde, suivant l'intensité et la durée de l'excitation.

Les formes du *tétanos parfait* peuvent se ramener à quelques types fondamentaux. On sait qu'on peut obtenir d'emblée ce tétanos sans passer par la période des secousses incomplètement fusionnées, en excitant le nerf moteur par des chocs de fréquence suffisante, par exemple avec la disposition ordinaire du trembleur de l'appareil à glissement de Du Bois-Reymond.

La courbe du tétanos parfait se compose de trois parties : la *ligne d'ascension*, le *plateau*, la *ligne de descente*. La brusquerie de l'ascension ou de la descente, la direction horizontale ou oblique du plateau, l'existence d'une contraction initiale ou terminale, la façon dont la ligne d'ascension se continue avec le plateau, celui-ci avec la ligne de descente et cette dernière avec la ligne de repos impriment à cette courbe des variations de forme bien connues sur lesquelles je n'insisterai pas. Ce sont là des notions classiques. Quelle que soit du reste la nature de l'excitation électrique (courant constant, courant induit, extra-courant, condensateur), quel que soit le procédé employé (excitation bipolaire ou unipolaire), la forme du tétanos n'en est pas modifiée. Les conditions qui font varier la forme de la contraction tétanique doivent plutôt être cherchées dans le nerf lui-même et dans ses variations d'excitabilité.

Dans certaines conditions, on rencontre au début du tétanos une contraction plus forte qu'on a appelée *contraction initiale*. Dans certains cas, beaucoup plus rares, on trouve une contraction semblable à la fin du tétanos; on peut l'appeler *contraction terminale*. Cette dernière a moins attiré l'attention des observateurs. Comme ces deux espèces de contraction peuvent servir à interpréter la forme du tétanos, je leur consacrerai un paragraphe spécial.

Pour en rechercher le mécanisme, au lieu de prendre le tétanos parfait, il vaut mieux prendre les secousses produites par des courants interrompus et non encore fusionnées. On voit alors que les premières et les dernières secousses peuvent être soit plus

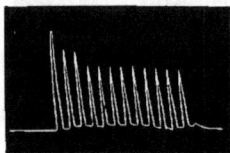

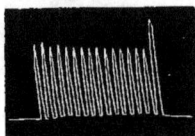

Fig. 15. — Contraction initiale plus forte. Fig. 16. — Contraction terminale plus forte.

fortes, soit plus faibles que les secousses intermédiaires. On peut ainsi rencontrer les combinaisons suivantes, telles qu'on les voit dans les tracés représentés dans les figures 15 à 22 : la contraction initiale est plus forte (*fig.* 15); c'est là le cas le plus fréquent

et le mieux étudié ; la contraction terminale est plus forte (*fig.* 16) ;
les deux contractions, initiale et terminale, sont plus fortes
(*fig.* 17) ; ce cas se présente rarement ; la contraction initiale est .

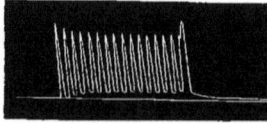

Fig. 17. — Contractions initiale et terminale
plus fortes.

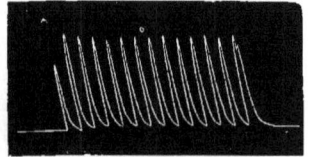

Fig. 18. — Contraction initiale
plus faible.

plus faible (*fig.* 18) ; la contraction terminale est plus faible
(*fig.* 19) ; les deux contractions initiale et terminale sont plus fai-

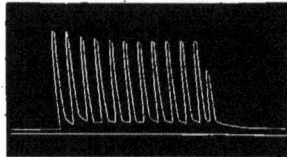

Fig. 19. — Contraction terminale
plus faible.

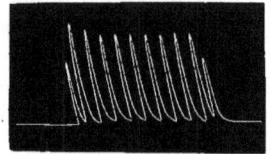

Fig. 20. — Contractions initiale et terminale
plus faibles.

bles (*fig.* 20) ; la contraction initiale est plus forte et la contraction
terminale plus faible (*fig.* 21) ; la contraction initiale est plus faible
et la contraction terminale plus forte (*fig.* 22).

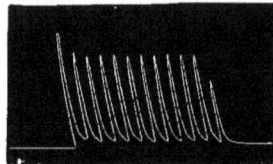

Fig. 21. — Contraction initiale plus forte ;
contraction terminale plus faible.

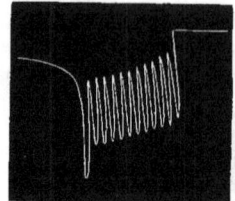

Fig. 22. - Contraction initiale plus faible :
contraction terminale plus forte.

Quelle peut être la cause de ces variations ? On a invoqué plusieurs conditions pour la production de la contraction initiale,
sous la forme la plus ordinaire (*fig.* 15). On peut d'abord éliminer
l'influence de la projection du levier qui peut, à la vérité, la produire dans certains cas, mais il y a là une cause d'erreur qu'il

est facile d'éviter avec un peu de soin et d'attention. L'intensité de l'excitation a une influence plus réelle; il est bien difficile en effet, quand on excite un nerf par une série de chocs électriques (courants constants, interrompus, courants induits, etc.), d'avoir des excitations d'intensité et de durée rigoureusement égales. Les appareils employés présentent toujours, quelque parfaits qu'ils soient, des irrégularités tenant, soit aux producteurs du courant eux-mêmes, soit au contact des interrupteurs. Ainsi, dans la figure 23, les irrégularités dans l'amplitude des secousses tiennent évidemment à cette cause. Mais la régularité des secousses dans les figures 15 à 22 prouve d'une façon évidente que, pour elles, ces causes ne peuvent être invoquées et il en est de même

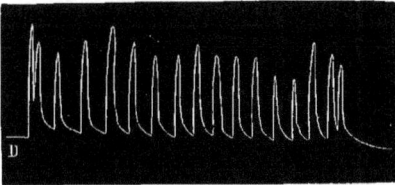

Fig. 23. — Secousses d'amplitude irrégulière.

certainement dans la plupart des cas. Il faut donc chercher ailleurs la raison de ces variations des secousses initiale et terminale.

On pourrait croire que la secousse initiale est un phénomène d'*addition latente* et, en effet, il peut en être ainsi dans certains cas. Mais dans les conditions expérimentales dans lesquelles je me suis placé pour les tracés 15 à 22, cette addition latente n'a pu se produire, car le nombre des secousses correspondait exactement au nombre des excitations. A mon avis, il faut chercher ailleurs l'interprétation de ce phénomène.

La première condition, sur laquelle a déjà, du reste, insisté Ch. Richet dans sa *Physiologie des muscles et des nerfs* (p. 120 et suivantes), c'est l'excitabilité même du nerf. Cette excitabilité subit des variations qui se produisent à des intervalles très rapprochés et sont soumises à des causes diverses qu'il est très difficile d'analyser. Le repos, la fatigue, les excitations antérieures, les conditions expérimentales multiples dans lesquelles le nerf est placé dans tel ou tel cas, sont autant de causes qui peuvent faire varier, soit en plus, soit en moins, cette excitabilité. Mais ceci n'explique pas comment il se fait que les variations des secousses se mon-

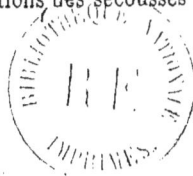

trent de préférence au début et à la fin de la série des excitations.

Pour expliquer le fait, il faut recourir à certains phénomènes généraux de l'excitation nerveuse. Quand une excitation isolée atteint un nerf moteur, une contraction se produit, ayant la forme d'une secousse simple, mais le nerf ne rentre pas immédiatement, une fois la secousse musculaire produite, dans son état antérieur ; il a subi, et les faits d'addition latente et de fatigue le démontrent, une certaine modification qui persiste plus ou moins longtemps, modification qui peut se traduire, suivant les cas, par une augmentation ou par une diminution d'excitabilité. Un nerf soumis à une série d'excitations *intermittentes* d'intervalle assez rapproché se trouve donc dans un état spécial *permanent* qu'on pourrait appeler *état d'excitation larvée,* qui commence avec le début des excitations et ne se termine qu'un certain temps après leur cessation. Le début et la fin de la série d'excitations constituent ainsi deux changements d'état *brusques,* tandis que dans l'intervalle il s'établit une sorte de régime régulier. Rien d'étonnant donc à ce que les secousses initiales et terminales se distinguent par certains points des secousses intermédiaires.

Mais une autre condition intervient encore, et c'est celle-là qui, à mon avis, joue un rôle essentiel. Toutes les fois qu'on excite un nerf, il se produit dans ce nerf deux sortes de modifications de sens contraire ; soit un nerf moteur, par exemple, il y aura dans ce nerf une mise en activité qui se traduira par une secousse du muscle ; mais, outre ce phénomène, le plus apparent et le mieux étudié, il se produit aussi un état contraire qui tendra à enrayer la secousse produite ou à l'empêcher de se produire. Il y aura *à la fois* dans ce nerf des actions motrices et des actions d'arrêt. Ce n'est pas ici le lieu de développer cette question qui sera étudiée plus loin avec les phénomènes d'arrêt. On verra là sur quels faits se base cette opinion ; je me contente ici de constater l'existence des deux espèces d'actions, toutes les fois qu'on excite un nerf moteur. Malheureusement, si les actions motrices ont été bien étudiées et sont connues aujourd'hui dans toutes leurs conditions de production, il n'en est pas de même des actions d'arrêt et l'on ne peut guère mentionner sur ce sujet que les expériences de Wundt, relatées dans ses *Untersuchungen zur Mechanik der Nerven und Nervencentren.* Ce qui est certain, c'est que la marche des processus d'arrêt est différente de celle des processus d'activité et que si on pouvait dresser les courbes d'intensité des deux actions pendant toute la durée de l'excitation, les deux courbes auraient une forme différente et ne se superposeraient pas. En réalité, le mot *à la fois*, dont je me suis servi plus haut n'est pas absolument exact, en ce sens que ni le début, ni le point culminant, ni la fin des deux courbes ne coïncideraient. En général, le processus d'activité motrice débute *plus vite* que le processus d'arrêt et dure moins longtemps ; aussi ces phénomènes d'arrêt ne se montrent-ils pas dans la secousse simple, tandis qu'ils se rencontrent dans les secousses intermittentes et dans le tétanos dont ils contribuent à modifier la forme. A ce point de vue et en éliminant toutes les causes accessoires, la forme du tétanos dépend de deux conditions essentielles qui se contrarient réciproquement : d'une part, l'excitabilité du nerf dans laquelle je comprends les phénomènes d'addition latente, et de l'autre, les phénomènes d'arrêt, et le tétanos est le résultat de cette lutte entre ces deux influences. Quand l'excitabilité s'accroît ou que les actions d'arrêt diminuent, le tétanos a la forme ascendante comme dans la figure 14 ; quand l'excitabilité décroît ou que les actions d'arrêt augmentent, il a la forme descendante ; quand les deux influences se font équilibre, on a le tétanos parfait à plateau horizontal, comme dans la figure 26. Ceci explique comment il se fait que le tétanos du muscle curarisé soit plus régulier et présente beaucoup moins de variations que le tétanos névro-direct ; c'est qu'en effet, suivant toute probabilité, les actions d'arrêt font défaut dans la substance contractile, ou du moins elles y sont infiniment moins marquées que dans les nerfs[1].

Ces actions d'arrêt permettent d'interpréter en partie les contractions initiales et terminales. Quand un nerf moteur est soumis à une série d'excitations intermittentes, si l'on suppose ces excitations rigoureusement égales comme intensité et l'excitabilité du nerf invariable pendant toute la durée de l'excitation, on aurait, s'il n'y avait pas d'actions d'arrêt, une série de secousses parfaitement égales comme amplitude. Mais les actions d'arrêt viennent modifier le phénomène. La première excitation détermine, les actions d'arrêt plus lentes à se produire n'ayant pas encore eu le temps d'agir, une secousse maximum ; alors arrive la

1. Quelques-unes de mes expériences me porteraient à penser que la substance contractile peut présenter aussi des phénomènes d'arrêt. Mais l'interprétation de ces faits est trop incertaine encore pour que je puisse m'arrêter sur ce point.

deuxième excitation ; mais à ce moment l'arrêt commence à se produire et l'amplitude des secousses ultérieures diminue, soit brusquement comme dans la figure 21, soit graduellement comme dans la figure 15, suivant que l'équilibre entre les actions motrices et les actions d'arrêt s'établit plus ou moins rapidement [1]. Mais si cette interprétation peut s'appliquer aux cas dans lesquels la contraction initiale est plus forte, elle ne peut s'appliquer à ceux dans lesquels cette contraction est plus faible ; dans ce dernier cas, il y a me semble-t-il, un phénomène d'addition latente, c'est-à-dire une augmentation d'excitabilité du nerf à la suite de la première excitation.

La contraction terminale me paraît due aussi, au moins dans beaucoup de cas, à un phénomène d'arrêt. A ce point de vue, le tracé suivant est très instructif (*fig.* 24). On y voit une série de

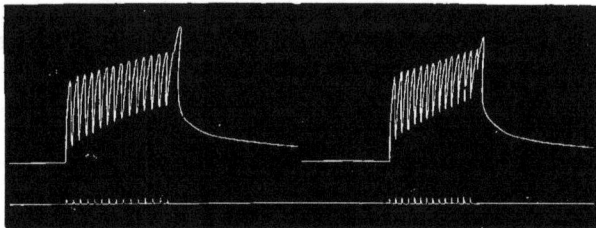

Fig. 24. — Secousse terminale additionnelle.

secousses parfaitement régulières et correspondant exactement en nombre au nombre des excitations (extra-courant). Mais dès que la série des excitations a cessé, on voit se produire une secousse terminale *additionnelle* plus forte que les autres et qui ne correspond à aucune excitation. Quelle interprétation donner de ce fait ? Il me paraît difficile de n'y pas voir un phénomène d'arrêt analogue à ceux qu'on rencontrera plus loin à propos de la contraction réflexe et dans lesquels on voit une contraction se produire après la cessation de l'excitation. Il semble que, sous l'influence des actions d'arrêt, une partie seulement de l'excitation appliquée sur le nerf soit dégagée et employée à produire la secousse musculaire, tandis que l'autre partie reste dans le nerf à l'état d'*énergie latente* ou de *réserve d'excitation ;* à chaque

---

1. Comme je l'ai déjà indiqué plus haut, la contraction initiale ne se montre pas dans le tétanos du muscle curarisé.

nouvelle excitation, une nouvelle quantité d'énergie latente vient s'ajouter aux précédentes et augmenter la réserve d'excitation ; cette énergie latente ainsi accumulée représente une certaine somme de forces de tension équilibrées et annulées par les actions d'arrêt qui se produisent à chaque excitation ; alors au moment où ces actions d'arrêt cessent de se produire par la cessation même des excitations, ces forces de tension se dégagent et la secousse terminale se produit. Je ne veux pas m'étendre sur ce sujet sur lequel j'aurai à revenir plus loin et qui touche à la physiologie générale des nerfs. Je n'ai voulu qu'essayer ici une interprétation de la contraction terminale.

Quand cette secousse terminale est plus faible, cette interprétation n'est plus valable. Y a-t-il dans ce cas une diminution d'excitabilité ou un phénomène de fatigue ? Il me paraît difficile d'arriver à une explication satisfaisante.

Avant de terminer ce qui concerne l'excitation électrique du nerf moteur, je dirai un mot de l'influence exercée par les centres nerveux sur l'excitabilité du nerf et par suite sur la forme de la contraction névro-directe. Autrement dit, la forme de la contraction musculaire est-elle la même quand on excite un nerf moteur en connexion avec les centres nerveux ou quand on excite ce nerf après l'avoir isolé de ces centres par la section ? Il est bien entendu que, dans ce dernier cas, il ne faut pas attendre la dégénérescence du nerf. Pour ma part, sur la grenouille, je n'ai pas trouvé de différence sensible, ni dans la forme de la secousse, ni dans la forme du tétanos névro-direct, à part les différences d'amplitude dues à l'augmentation temporaire d'excitabilité consécutive à la section.

La *secousse névro-directe* produite par la *section* du nerf moteur est brève et identique à la secousse produite par une excitation électrique simple. Je n'ai pas constaté chez la grenouille l'allongement consécutif observé par Tiegel chez le lapin, allongement qui, d'après lui, différencierait la secousse produite par la section de la secousse produite par l'excitation électrique. J'ai vu du moins que cet allongement pouvait se montrer pour les deux modes d'excitation.

La *ligature* du nerf, quand elle est faite rapidement, donne la même secousse que la section. Quand elle est faite plus lentement, elle détermine une série de secousses qui empiètent les unes sur les autres, mais ne se fusionnent jamais jusqu'au tétanos.

L'*élongation* du nerf faite avec précaution et avec lenteur ne produit aucune secousse ; mais quand elle acquiert un certain degré ou quand elle est faite brusquement, il survient des secousses d'abord simples, puis multiples, qui deviennent de plus en plus nombreuses et irrégulières à mesure que la traction exercée sur le nerf est plus forte. Enfin, quand la traction est poussée jusqu'à l'*arrachement* du nerf, les secousses se multiplient en restant presque toujours dissociées et donnent une ligne de contractions très irrégulière.

Les *excitations mécaniques intermittentes* du nerf moteur déterminent un tétanos dont la forme est identique à celle du tétanos obtenu par les courants induits. Je ne m'arrêterai pas sur ces faits bien connus depuis les expériences d'Heidenhain et de Langendorff.

L'excitation *chimique* du nerf moteur ne m'a donné aucun résultat en employant comparativement les mêmes excitants que j'avais essayés sur le muscle. Avec les acides acétique, nitrique, sulfurique, lactique, étendus ou concentrés, je n'ai pu avoir aucune contraction. Le nerf se détruisait, se recroquevillait sous l'influence de l'acide, mais sans qu'aucune contraction se produisît. L'acide était appliqué, tantôt sur le nerf dont la continuité était respectée, tantôt sur le nerf sectionné de façon que le bout sectionné trempât dans le liquide. Le temps me faisant défaut, je n'ai pas continué les expériences avec les excitants chimiques et me suis borné aux substances mentionnées plus haut.

3° *Contraction radico-directe.*

La contraction produite par l'excitation des racines motrices présente, dans ses caractères généraux, la même forme que la contraction névro-directe, quelle que soit du reste la nature de l'excitation. Je n'ai pu constater, en effet, les caractères que E. Cyon attribue à la secousse produite par l'excitation de la racine motrice quand cette racine est en connexion avec la moelle (Société de biologie, séance du 22 avril 1876). D'après cet auteur, la courbe ressemblerait dans ce cas à celle de la secousse réflexe. Pour ma part, il m'a semblé que la seule différence était peut-être une différence dans l'intensité du phénomène, autrement dit, qu'une contraction névro-directe exige une excitation plus intense qu'une contraction radico-directe de même amplitude.

C'est en somme ce qu'on observe, au moins le plus ordinairement, quand on excite le nerf moteur dans un point rapproché
et dans un point éloigné du muscle.

Le *tétanos radico-direct* est de même identique au tétanos
névro-direct. J'en donnerai comme exemple le tracé de la figure 25

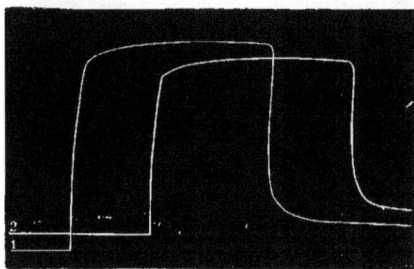

Fig. 25. — Tétanos radico-direct.

qui représente le tétanos radico-direct obtenu par l'excitation
d'une racine antérieure par les courants induits de l'appareil de
Du Bois-Reymond.

En résumé, des expériences précédentes, il ressort cette conclusion que la contraction directe, sauf quelques différences tenant au lieu et à la nature de l'excitation, présente d'une façon
générale toujours la même forme dont les types, secousse ou
tétanos, sont aujourd'hui classiques.

B. — CONTRACTION RÉFLEXE.

1° *Contraction radico-réflexe.*

Les caractères de la *secousse radico-réflexe* ont été bien étudiés
par Wundt (*Untersuchungen zur Mechanik der Nerven und Nervencentren*, p. 45), et je ne puis que confirmer ces résultats. En
somme, la forme de la secousse est identique dans la contraction
radico-réflexe et dans la contraction névro-réflexe ; la seule chose
à noter, c'est une excitabilité plus grande des racines sensitives,
quand on les compare aux nerfs sensitifs.

Le *tétanos radico-réflexe* ne peut être obtenu que très difficilement par les excitations intermittentes qui, portées sur le nerf
moteur, déterminent le tétanos névro-direct. Ainsi, dans la figure 26,

on voit, sous l'influence d'excitations tétanisantes (courants induits de l'appareil de Du Bois-Reymond), l'excitation de la racine

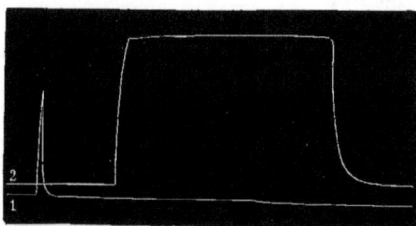

Fig. 26. — Secousse radico-réflexe, 1, et tétanos radico-direct, 2, produits par la même excitation.

sensitive ne produire qu'une simple secousse, 1, tandis que la même excitation appliquée sur la racine motrice produit le tétanos, 2. En augmentant l'intensité du courant, l'excitation gagne la moelle et la racine antérieure du côté opposé et, au lieu d'une secousse réflexe, on a le tétanos direct du gastro-cnémien du côté opposé.

2° *Contraction ganglio-réflexe.*

Il est presque impossible, chez la grenouille, de localiser exactement l'excitation dans le ganglion de la racine postérieure; l'excitation se transmet trop facilement aux parties voisines pour qu'on puisse attacher une certaine valeur aux résultats obtenus. Aussi ai-je laissé de côté ce mode d'excitation après quelques essais infructueux.

3° *Contraction névro-réflexe.*

La contraction névro-réflexe doit être étudiée sous ses deux formes, sous celle de *secousse* et sous celle de *tétanos*, en essayant les divers modes d'excitation. J'ai employé spécialement les excitations électriques et mécaniques.

Quand on fait agir sur le nerf sensitif une seule *excitation électrique* (courant constant ou courant induit), cette excitation doit être très intense pour produire une secousse névro-réflexe. Supposons, par exemple, qu'on emploie une excitation suffisamment intense pour déterminer, appliquée sur le nerf moteur, une secousse directe, pour avoir une secousse réflexe, en l'appliquant sur le nerf sensitif, il faudra augmenter l'intensité de l'excitation dans le rapport de 1 à 3 ou 4 et quelquefois plus. En injectant des doses faibles de strychnine, la contraction directe et la contraction réflexe se produisent pour une intensité plus faible de l'excitant; mais, pour un léger degré d'intoxication, le rapport d'intensité 1 à 3 ou 4 reste le même; puis à mesure que l'intoxication strychnique augmente, ce rapport diminue et devient égal à zéro.

Les caractères de la *secousse névro-réflexe*, si on la compare à la secousse directe, présentent les différences suivantes qui ont déjà été signalées par Wundt (*Untersuchungen*, etc.).

L'amplitude de la secousse est, en général, moins considérable, sa durée est plus longue et cet allongement porte surtout sur la période de descente: enfin, le muscle revient moins complètement à sa longueur primitive et présente assez souvent un certain degré de contracture consécutive. Je ne ferai que mentionner l'augmentation de la période d'excitation latente, cette question ne rentrant pas dans mon sujet. Je ne m'appesantirai pas sur ces caractères de la secousse névro-réflexe dont l'étude complète et détaillée a été faite par Wundt dans le travail déjà cité. Ces caractères, du reste, ne varient pas, que l'excitation soit produite par les courants constants, les courants induits, les décharges du condensateur ou l'extra-courant.

Quand, au lieu d'une seule excitation électrique, on fait agir sur le nerf sensitif plusieurs excitations successives avec une fréquence variable, on obtient, au lieu d'une simple secousse, une *série de secousses* qui *peuvent* se fusionner plus ou moins complètement en un *tétanos névro-réflexe*.

Ce *tétanos névro-réflexe* présente les caractères suivants :

1° Il peut se produire pour des excitations qui, isolées, ne détermineraient aucune secousse névro-réflexe. On a donc là des phénomènes d'*addition latente* comparables à ceux qu'on observe dans le nerf moteur;

2° La forme du tétanos névro-réflexe est différente de celle du tétanos direct, telle qu'elle a été étudiée dans les paragraphes précédents. Dans le tétanos névro-réflexe, le plateau tétanique n'existe pas ou est très arrondi et la courbe se rapproche plus ou moins de la secousse musculaire simple. Les figures 1 à 3, pl. XVIII, donnent des exemples des principaux types observés. Quelquefois cette contraction est double, soit que les deux contractions se succèdent immédiatement, soient qu'elles soient séparées par un intervalle plus ou moins prolongé. En outre, la forme du tétanos névro-réflexe est plus irrégulière comme le montre l'inspection seule des figures. Assez souvent, le tétanos névro-réflexe est suivi d'un raccourcissement permanent qui se prolonge plus ou moins longtemps (*fig.* 1, *c;* pl. XVIII). En résumé, ce qui domine, c'est une variabilité extrême très frappante, surtout si on la met en regard de la régularité typique du tétanos direct, variabilité qui porte à la fois sur la forme, la durée et le mode d'apparition du tétanos névro-réflexe.

Quoique la question ne touche pas au sujet dont je m'occupe spécialement dans ce travail, je dirai quelques mots de la *période d'excitation latente* du tétanos névro-réflexe, autrement dit du moment d'apparition de ce tétanos en le comparant à ce point de vue au tétanos névro-direct.

Le tétanos névro-réflexe apparaît longtemps après le tétanos névro-direct; il y a donc un retard du premier sur le second, retard qui peut varier de quelques fractions de seconde à 4 et 5 secondes et plus.

Un fait qui semble d'abord paradoxal, c'est qu'en examinant les chiffres obtenus, on voit que le retard du tétanos névro-réflexe *augmente* avec la durée de l'excitation tétanisante. En examinant de plus près le phénomène, et en regardant les tracés, on constate le fait suivant sur la grenouille : *le tétanos névro-réflexe se produit toujours après la cessation de l'excitation,* à moins que celle-ci ne soit prolongée au delà de certaines limites; si alors on calcule le retard de ce tétanos, *en partant du moment de la cessation de l'excitation,* on voit que ce retard diminue avec la durée de l'excitation. C'est ce que fait ressortir le tableau suivant, qui donne les chiffres d'une des expériences (les chiffres expriment des douzièmes de seconde).

DURÉE DE L'EXCITATION tétanisante.	RETARD DU TÉTANOS RÉFLEXE sur le début de l'excitation.	RETARD DU TÉTANOS RÉFLEXE sur la fin de l'excitation.
26	108	82
29	178	149
70	210	50
190	228	38
330	333	3

On voit par ce tableau que, sauf pour la première contraction, le retard diminue avec la durée de l'excitation et l'on serait porté à penser que le moment du dégagement nerveux qui détermine la contraction réflexe coïncide avec la cessation de l'excitation tétanisante. J'aurai à revenir plus tard sur ce fait.

3° La durée du tétanos névro-réflexe est, en général, plus courte que celle du tétanos névro-direct et surtout, ce qui est important, c'est que cette durée est beaucoup moins influencée par la durée de l'excitation. Ainsi dans une série d'expériences dans lesquelles la durée du tétanos direct variait de 29 à 321 douzièmes de seconde (celle de l'excitation tétanisante variant de 26 à 320 douzièmes), la durée du tétanos névro-réflexe n'a varié que de 20 à 45 douzièmes de seconde. Il n'y a donc pas, entre la durée de l'excitation tétanisante et celle du tétanos névro-réflexe, l'étroite relation qui existe entre cette durée et celle du tétanos direct ; ce fait a une importance capitale au point de vue de l'interprétation théorique de la contraction réflexe.

Les faits que je viens de décrire ont échappé à l'attention des expérimentateurs, ou du moins leur attention ne s'est pas arrêtée sur ce sujet. Dans Wundt, par exemple, qui a si bien étudié les caractères comparés de la secousse directe et de la secousse réflexe, on ne trouve presque rien sur le sujet qui nous occupe. Dans son troisième chapitre intitulé : *Von der Interferenz verschiedener Reflexreize und dem Einfluss der höheren Nervencentren auf den Reflexvorgang*, il traite bien des chocs d'induction tétanisants, mais la question est prise à un tout autre point de vue.

On s'explique facilement du reste que ces faits aient échappé, comme je l'ai dit plus haut, à la plupart des expérimentateurs et qu'ils n'aient pas été l'objet d'une étude détaillée. Comme il est souvent difficile d'obtenir sur des grenouilles normales, excérébrées ou non, des contractions réflexes par l'excitation des nerfs sensitifs, on a presque toujours employé, pour augmenter l'intensité des phénomènes réflexes, des grenouilles empoisonnées par la strychnine. Or, la strychnine, même à faibles doses, modifie notablement la forme du tétanos réflexe.

Il n'y a, pour s'en assurer, qu'à suivre sur une grenouille, la marche graduelle de l'intoxication strychnique telle qu'on peut la voir sur les tracés reproduits dans les figures 1 à 2, pl. XIX. Ces tracés sont pris sur une grenouille dont le cerveau a été détruit ; les muscles fléchisseurs de la patte sont attachés, à droite et à

gauche, aux deux leviers d'un myographe double de Marey, le
nerf sciatique droit est mis à nu de façon à avoir par son excitation la contraction névro-directe des muscles du côté droit et la
contraction névro-réflexe de ceux du côté gauche. L'excitation
tétanisante se fait par les courants induits de l'appareil de Du Bois-
Reymond. Pour une excitation d'intensité égale à 15, la contraction
directe se montre seule; il n'y a pas de contraction réflexe.
A 20 d'intensité, on n'a qu'une contraction réflexe très légère
ayant la forme d'une secousse allongée (*fig.* 1, pl. XIX), quelquefois
même la forme de la contraction d'un muscle lisse. Je lui injecte
à ce moment un dixième de milligramme de strychnine. L'effet
se produit très vite et la contraction réflexe, toujours très légère,
se produit beaucoup plus vite (*fig.* 2, pl. XIX); elle conserve ce-

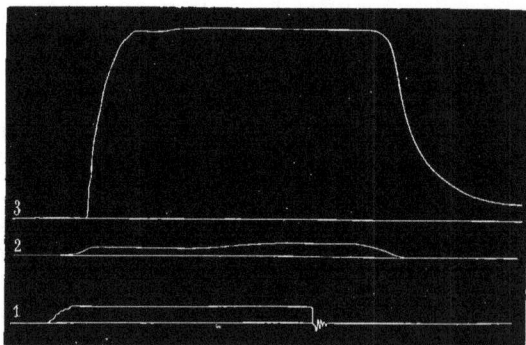

Fig. 27. — Tétanos névro-réflexe [1].

pendant à peu près la même forme qu'elle avait avant l'intoxication.
Mais bientôt cette forme même change et se rapproche, sauf
l'amplitude, de la forme du tétanos direct, comme on le voit dans
les figures 27, 28 et 29. On voit aussi que le retard du tétanos
réflexe diminue peu à peu et que bientôt le début de ce tétanos
coïncide avec le début du tétanos direct[2]. Enfin, la durée du tétanos névro-réflexe strychnique est plus longue que celle du té-

1. 1, ligne sur laquelle sont indiqués le début et la fin de l'excitation; 2, ligne de
la contraction réflexe; 3, ligne de la contraction directe. (Même signification des
chiffres pour les figures 27 à 29.)
2. Le retard apparent qui existe sur les tracés entre le début des deux tétanos
tient simplement à ce que le levier qui inscrivait le tétanos réflexe était un peu
plus long que l'autre pour éviter la confusion dans les tracés.

tanos névro-réflexe ordinaire normal et quelquefois même que celle du tétanos névro-direct, sauf quand l'intoxication acquiert une certaine intensité. Dans ce cas, en effet, les deux tétanos, direct et

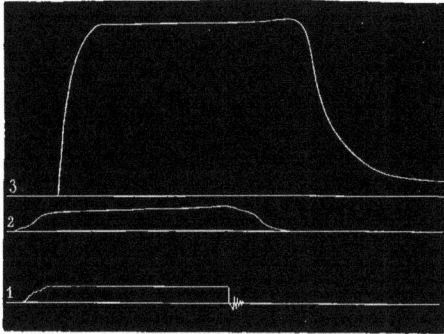

Fig. 28. — Tétanos névro-réflexe.

réflexe, ont la même durée. L'amplitude du tétanos névro-réflexe strychnique est d'ailleurs moins considérable que celle du tétanos direct.

Il semble donc que la strychnine transforme la moelle en quelque chose d'analogue à un nerf moteur. C'est comme si le nerf

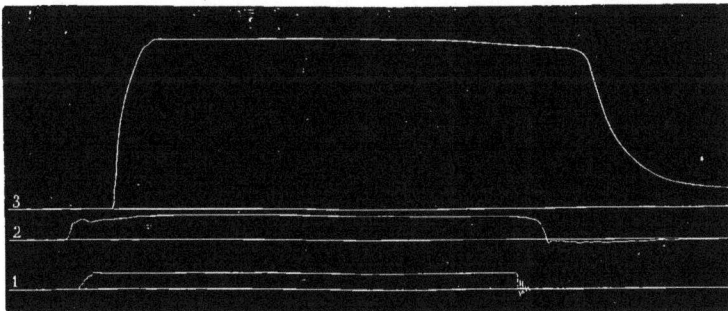

Fig. 29. — Tétanos névro-réflexe.

moteur se continuait directement depuis le muscle jusqu'au point du nerf mixte excité et comme si la moelle n'existait pas en tant que centre nerveux. La strychnine a accéléré la transmission dans la moelle, car il est inadmissible qu'elle ait accéléré la transmission dans les nerfs sensitifs et moteurs. On est donc porté à admettre qu'à l'état normal, il existe dans les centres nerveux des obstacles à la transmission de l'excitation à travers ces centres et que la strychnine lève ces obstacles. Quels sont ces obstacles? Sont-ce des appareils d'arrêt qui seraient paralysés par la strychnine et l'action de cette substance devrait-elle être interprétée autrement qu'on ne le fait généralement? Je ne fais qu'indiquer cette question sur laquelle j'aurai occasion de revenir.

Les *excitations mécaniques* portées sur les nerfs sensitifs déterminent difficilement des contractions névro-réflexes, et cela même chez les grenouilles intoxiquées par la strychnine. Ainsi, chez une grenouille strychnisée chez laquelle le moindre attouchement de la peau provoquait immédiatement des contractions tétaniques, le tiraillement du nerf porté jusqu'à une élongation considérable ne provoquait aucune contraction réflexe.

Les *excitations mécaniques intermittentes* du nerf sensitif ne m'ont pas donné de résultat.

Pour les *excitations chimiques,* je ne puis que m'en référer à ce que j'ai dit déjà des excitations chimiques portées sur le nerf moteur. Je n'ai pu que constater le même résultat négatif.

4° Contraction périphéro-réflexe.

a) Excitations cutanées.

Quand on emploie, pour l'excitation de la peau, des électrodes sèches, métalliques, c'est avec la plus grande difficulté qu'on obtient une contraction réflexe par les excitations électriques, soit isolées, soit intermittentes, même quand on augmente la fréquence et, dans de certaines limites, l'intensité des excitations. Celles-ci peuvent être continuées jusqu'à 30 secondes et plus sans produire de résultat. Il en était ainsi, quel que fût le point de la peau excité (membres supérieurs, pattes, peau du pourtour de l'anus, etc.), que les électrodes fussent appliquées du même côté que le muscle attaché au levier du myographe (fléchisseur, gastro-cnémien) ou qu'elles le fussent du côté opposé. Et cependant ces mêmes excitations, qui étaient inefficaces quand on les portait sur la peau, déterminaient une contraction névro-réflexe quand on les appliquait sur le nerf sensitif. Il est bien entendu qu'il ne s'agit ici que de grenouilles non strychnisées. L'ablation du cerveau ou la section de la partie supérieure de la moelle ne paraissait pas modifier les résultats.

Cependant cette inefficacité n'est pas absolue. Dans un cas, par exemple, l'excitation de la peau de la partie inférieure de l'abdomen avec des courants induits d'intensité égale à 15 et d'une fréquence de 9 par seconde détermina, après 19 secondes (soit 171 excitations), des contractions des fléchisseurs et du gastro-cnémien se reproduisant rythmiquement à trois reprises différentes sous forme de secousses non fusionnées ou incomplètement fusionnées et augmentant de durée de la première à la troisième (*fig.* 30). Une autre fois, avec l'extra-courant fourni par quatre

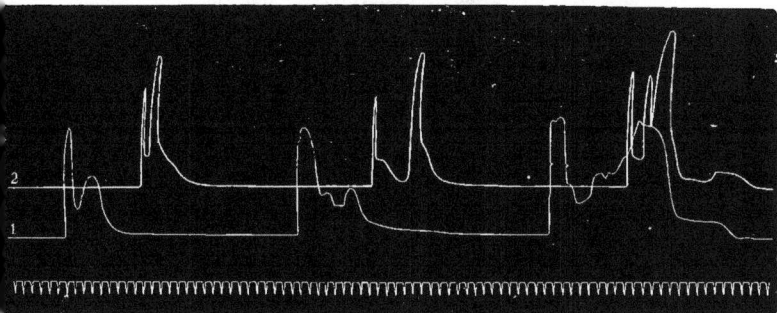

Fig. 30. — Contractions périphéro-réflexes des fléchisseurs, 1, et du gastro-cnémien, 2.

éléments et avec une fréquence de 6 excitations par seconde, l'excitation de la peau de la main donna, au bout de 13 secondes (soit après 78 excitations), une contraction réflexe des gastro-cnémiens sous forme de secousse très allongée d'une très faible amplitude. Il faut noter que dans ces cas le cerveau était conservé.

Quand on augmente notablement l'intensité du courant, les contractions réflexes se produisent plus facilement, mais alors on a affaire à des excitations douloureuses, et d'ailleurs en augmentant d'une façon trop considérable l'intensité du courant, l'excitation électrique peut atteindre par diffusion les nerfs eux-mêmes et alors ce ne sont plus les effets de l'excitation électrique de la peau qu'on obtient.

L'inefficacité relative des excitations électriques portées directement sur la peau de la façon indiquée ci-dessus tient en grande partie à la difficulté du passage du courant. Aussi en employant, au lieu d'électrodes sèches, des électrodes humides, on obtient bien plus facilement la contraction réflexe. Mais il me semble qu'il y a encore une autre cause et que, dans bien des cas, cette résistance au passage ne peut être invoquée. Je serais porté à croire que dans ces expériences il y a simultanément excitation de fibres nerveuses ou d'appareils d'arrêt et de fibres nerveuses excito-motrices dont l'activité est contre-balancée par les premières. J'en citerai des exemples à propos des phénomènes d'arrêt dans la dernière partie de ce travail.

Les *excitations mécaniques* appliquées sur la peau produisent plus facilement, d'une façon générale, les contractions réflexes que les excitations électriques. Mais à ce point de vue il faut faire la part du mode d'excitation qui a une très grande influence. Il faut distinguer d'abord les *excitations tactiles simples* des *excitations douloureuses*.

Le *contact simple* avec un stylet mousse détermine quelquefois des contractions réflexes sous forme de petites secousses simples ou multiples; mais il arrive très souvent qu'un simple contact ne produise rien. Il y a sous ce rapport des différences individuelles assez notables; la destruction du cerveau, la section de la moelle modifient aussi les résultats sans leur donner plus de constance. Ces contacts simples sont plus efficaces quand l'animal, *privé ou non du cerveau,* a été déjà soumis à des excitations antérieures.

Les *contacts répétés* produisent beaucoup plus sûrement les contractions réflexes; mais là encore il faut distinguer la façon dont se fait la répétition des excitations. Les frottements ou les contacts répétés *irrégulièrement* ont le plus d'efficacité et déterminent facilement des secousses réflexes simples ou multiples qui ne prennent jamais la forme tétanique, comme on peut le voir sur les figures suivantes qui représentent les secousses obtenues par l'excitation mécanique avec une pointe mousse de la patte (*fig.* 31) et de la peau de l'anus (*fig.* 32). Quelquefois la contrac-

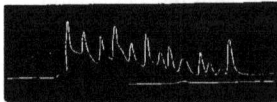

Fig. 31. — Contractions réflexes par l'excitation mécanique de la peau de la patte.

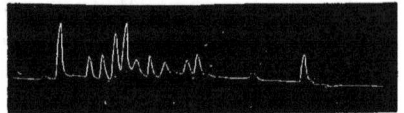

Fig. 32. — Contractions réflexes par l'excitation mécanique de la peau de l'anus.

tion n'a lieu qu'après un temps très long; il faut parfois exciter pendant 40 secondes et plus pour déterminer des contractions.

Dans certains cas, la contraction réflexe a la forme d'une secousse simple.

Quand les contacts sont répétés à des intervalles *réguliers*, même assez espacés, on obtient encore des contractions réflexes ; ainsi en mettant 2 à 5 secondes d'intervalle entre chaque excitation, on a des contractions au bout de 6 à 12 excitations suivant le point excité ; quelquefois même il faut beaucoup plus longtemps, jusqu'à 33 excitations, et il arrive parfois qu'on n'obtient rien. La contraction a souvent alors la forme d'une secousse allongée ressemblant à la contraction des muscles lisses (*fig.* 33).

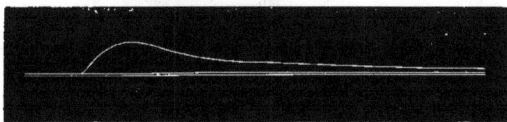

Fig. 33. — Secousse réflexe par excitation mécanique de la peau ; gastro-cnémien.

J'ai essayé l'action des excitations mécaniques *parfaitement intermittentes* en disposant une sorte de petit appareil tétano-moteur agissant par percussion et pouvant donner des excitations de fréquence variable. Ce mode d'excitation a été inefficace, tandis que chez les mêmes animaux le simple frottement de la peau avec un stylet mousse déterminait des contractions réflexes.

Les *excitations douloureuses* produisent facilement, comme on sait, des contractions réflexes. C'est ainsi qu'agissent le pince-

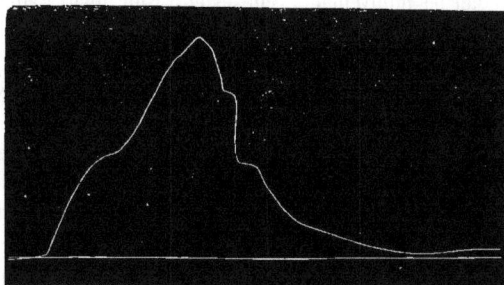

Fig. 34. — **Contraction réflexe du gastro-cnémien** produite par le pincement de la peau de l'anus.

ment de la peau, les piqûres et surtout la pression entre les mors d'une pince. On a, suivant les cas, tantôt des secousses plus ou moins allongées, tantôt des secousses violentes qui dans tous les cas se fusionnent difficilement et dont les figures 34 et 35 peuvent donner une idée.

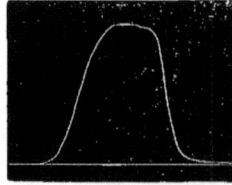

Fig. 35. — Contraction réflexe du gastro-cnémien produite par le pincement de la peau de l'anus.

En résumé, d'une façon générale, la contraction cutanéo-réflexe a la forme d'une secousse simple ou multiple, rarement fusionnée et presque toujours irrégulière.

Avant d'aller plus loin, je m'arrêterai sur quelques points qui me paraissent nécessiter des développements.

Le premier de ces points est le suivant. Quand on a attaché aux leviers du myographe double le tendon du gastro-cnémien et le tendon des fléchisseurs de la patte, on observe que les contractions réflexes du gastro-cnémien sont ordinairement accompagnées des contractions des fléchisseurs. Celles-ci se montrent quelquefois avant les autres et il peut arriver aussi que la contraction ne se produise que dans les fléchisseurs et pas dans le gastro-cnémien. Ce dernier muscle est donc mal choisi quand on veut étudier les mouvements réflexes et il vaut mieux s'adresser à d'autres muscles.

En outre la contraction des fléchisseurs a souvent une forme différente de celle du gastro-cnémien, et cependant si on excite à la fois les filets musculaires des deux muscles en sectionnant ou en excitant le nerf sciatique, on a une forme de contraction identique dans les deux muscles. La différence dans la forme de la contraction cutanéo-réflexe dans les fléchisseurs et dans le gastro-cnémien serait donc *de nature centrale*.

Ce n'est pas seulement dans les fléchisseurs de la patte qu'il se produit des contractions précédant celles du gastro-cnémien. Ces contractions se produisent encore dans d'autres muscles et déterminent des *mouvements avant-coureurs* déjà signalés du reste. Ces mouvements, qui apparaissent avant les contractions des fléchisseurs, consistent en mouvements d'ensemble du tronc et des épaules, mouvements très légers ordinairement et quelquefois à peine perceptibles ; ils sont tout à fait comparables aux mouvements que fait un homme endormi quand on le tracasse un peu pendant son sommeil sans le réveiller. Ces contractions, qui portent sur les muscles du tronc, des épaules et des membres antérieurs, peuvent devenir assez violentes, sans pour cela être suivies de contractions dans les muscles des membres inférieurs.

Le second point concerne le *lieu d'application* des excitations mécaniques. D'une façon générale, c'est la peau du pourtour de l'anus qui se montre la plus sensible à l'excitation mécanique ; les réflexes ainsi déterminés sont plus intenses et se montrent plus rapidement ; puis viennent la membrane interdigitale et les orteils, la main, et enfin la peau du dos et des autres régions. Mais l'influence la plus grande est exercée par le côté même du corps qui est excité, fait du reste bien connu. Aussi je ne m'y arrêterai pas et me contenterai de renvoyer aux figures 2 et 3 de la planche XVII. Il y a cependant des exceptions à cette règle. Dans certains cas, les contractions ont lieu dans les muscles du côté opposé avant de se montrer dans les muscles du même côté. J'en donnerai comme exemple une expérience pour mieux fixer les idées. Les deux tendons des fléchisseurs et du gastro-cnémien de la patte *gauche* sont fixés aux deux leviers du myographe double ; en grattant doucement les doigts de la main *gauche*, j'ai d'abord des contractions dans les fléchisseurs de la patte *droite* libre, et seulement un certain temps après, des contractions dans les fléchisseurs de la patte *gauche*. En excitant mécaniquement la peau de l'anus, même résultat ; toujours la patte libre se contracte avant la patte dont les muscles sont fixés au levier du myographe. A quoi tient cette différence ? Elle ne peut tenir à une diminution d'excitabilité des muscles ou des nerfs moteurs *gauches*, car leur excitation directe détermine une secousse tout à fait normale. Elle ne peut tenir non plus à la résistance opposée à la contraction par le ressort du myographe. Il y a donc très probablement diminution d'excitabilité de la moitié *gauche* de la moelle, diminution due vraisemblablement à la préparation des muscle du côté *gauche* (section de la peau, tiraillement des nerfs musculo-tendineux, etc.).

Le troisième point concerne les faits mentionnés pages 112 et 113. J'ai dit que les contacts simples étaient plus efficaces quand l'animal, privé ou non de cerveau, avait déjà été soumis à des excitations antérieures. On a vu aussi que des contacts répétés à des intervalles même assez espacés, 2 à 5 secondes par exemple et même plus encore, déterminaient des contractions réflexes au bout d'un certain nombre d'excitations. Il y a là des phénomènes qui rappellent les phénomènes d'addition latente, mais d'addition latente *à longue portée*. Ces faits montrent que la modification produite par une excitation sur le système nerveux persiste plus longtemps qu'on ne le croirait au premier abord, constituant ainsi une sorte de *réserve d'excitation* qu'augmentent peu à peu les excitations successives suivies toutes de leur modification persistante ; quand cette réserve d'excitation a acquis une certaine intensité, la moindre excitation suffit pour la faire passer de l'état latent, de l'état de tension à l'état actif et la contraction se produit (voir aussi p. 98).

Ces phénomènes peuvent se présenter sous une forme intéressante au point de vue des fonctions des centres nerveux et je citerai comme exemple une de mes expériences.

Le 5 décembre 1876, j'enlève les hémisphères cérébraux sur une grenouille assez grosse, bien vivace. Elle perd peu de sang ; la plaie est réunie par un point de suture et l'animal abandonné à lui-même. Le lendemain, je constate sur elle les faits suivants qui furent observés un grand nombre de fois. Elle a l'attitude accroupie normale et à première vue ne se distingue en rien d'une grenouille intacte. Je touche la cornée légèrement avec un stylet mousse, elle ferme les yeux mais sans bouger ; je réitère le contact, elle ferme les yeux et baisse la tête ; je réitère encore, elle ferme les yeux, baisse la tête et fait un mouvement de la main du côté correspondant à l'œil excité ; je renouvelle mon contact, mêmes mouvements auxquels vient s'ajouter un mouvement d'ensemble du tronc, comme une sorte de torsion ; je touche de nouveau, mêmes phénomènes, mais de plus il y a un mouvement de progression en avant, mais sans sauter. Les contacts étaient très légers, autant que possible identiques et séparés par des intervalles assez longs pour permettre à l'animal de revenir au repos complet. Je recommence l'expérience en touchant cette fois la peau du dos au niveau des premières vertèbres dorsales, un peu sur le côté. Là, l'expérience est encore plus frappante. Premier contact : elle baisse un peu la tête ; deuxième : le mouvement d'abaissement est plus fort ; tout le reste du corps est immobile ; troisième contact : léger mouvement de recul ; quatrième contact : mouvement de recul plus prononcé ; cinquième contact : mouvements des mains et de la patte postérieure correspondante qui se rapproche du point touché, mais sans y arriver ; sixième contact : mouvements des deux pattes de derrière ; septième contact : saut incomplet ; huitième contact : saut définitif bien franc. En touchant la peau au-dessus de l'anus, même série de mouvements. L'animal fut sacrifié le 8 mars 1877. L'autopsie montra que les deux hémisphères cérébraux avaient été enlevés en totalité ; les autres parties du cerveau avaient été respectées. Je me contente de mentionner cette expérience sans entrer dans des développements qui ne rentrent pas dans le sujet que j'ai plus spécialement en vue dans ce travail.

J'ai essayé à plusieurs reprises l'influence d'*excitations successives intermittentes de nature différente*. Je voulais voir si des excitations, inefficaces par elles-mêmes, pouvaient devenir efficaces quand on faisait varier rapidement la nature de l'excitation. Pour cela j'ai disposé un appareil interrupteur de telle façon qu'une excitation électrique (choc d'induction) fût suivie d'une excitation mécanique (percussion de la peau) ; les excitations électriques et mécaniques alternaient régulièrement et le nombre *total* des excitations pouvait varier de 1 à 26 par seconde. Dans ces conditions, pas plus qu'avec les excitations mécaniques ou électriques intermittentes séparées, je n'ai obtenu de contractions réflexes, même en continuant les excitations plus de 30 secondes.

Les *excitations chimiques* de la peau ont été les plus étudiées. C'est en effet le procédé le plus employé ordinairement quand on veut rechercher chez la grenouille les conditions des mouve-

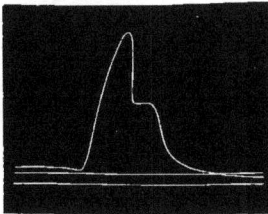

Fig. 36.— Contraction réflexe du gastro-cnémien sous l'influence de l'acide acétique à $\frac{1}{10}$ appliqué sur la peau de la patte [1].

1. La contraction du gastro-cnémien a été précédée de mouvements avant-coureurs dans les muscles des membres antérieurs.

ments réflexes. Aussi je ne m'y arrêterai pas. Je me contenterai de dire quelques mots de la forme de la contraction réflexe à la suite des excitations chimiques de la peau (acide étendu, essence de térébenthine). La contraction a tantôt la forme d'une secousse plus ou moins allongée, plus ou moins régulière (*fig.* 36) ; mais ces secousses ont plus de tendance à se fusionner que pour les autres modes d'excitation et peuvent même arriver à un tétanos presque complet, mais jamais aussi régulier et aussi pur que le

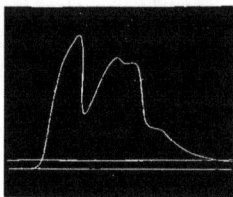

Fig. 37. — Même légende que pour la figure 36.

tétanos direct. J'en donnerai comme exemples les figures 37, 38, 39 et 40.

b) *Excitations viscérales.*

Il m'a paru intéressant de comparer les effets des excitations viscérales à ceux des excitations cutanées, autrement dit de voir si la forme de la contraction *viscéro-réflexe* était la même que celle de la contraction cutanéo-réflexe. Je n'ai pu, faute de temps, faire sur ce sujet qu'un petit nombre d'expériences dont je donnerai les résultats.

J'ai essayé l'action des *courants induits* sur le cœur, l'estomac, l'intestin et le poumon. Je fixais solidement la grenouille sur la planchette de la façon ordinaire ; seulement au lieu de la face ventrale, c'était la face dorsale de l'animal qui reposait sur la planchette ; j'ouvrais alors l'abdomen et le thorax pour mettre les viscères à nu, afin de pouvoir appliquer directement sur eux les excitations. C'est toujours la paroi externe des viscères qui a été excitée. Je n'ai pas fait de recherches sur l'excitation de leur paroi interne.

Avec le poumon, je n'ai obtenu aucune contraction réflexe. Le cœur et l'estomac, au contraire, ont toujours réagi très facilement, plus facilement même que la peau. En excitant le cœur par des courants faibles, d'une intensité = 15, pour 5 excitations par

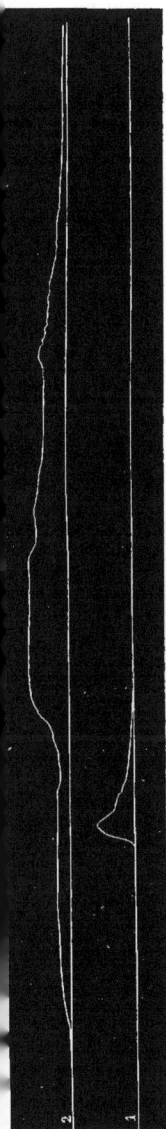

Fig. 38. — Contractions réflexes des fléchisseurs, 1, et du gastro-cnémien, 2, sous l'influence de l'acide acétique appliqué sur la peau de la patte.

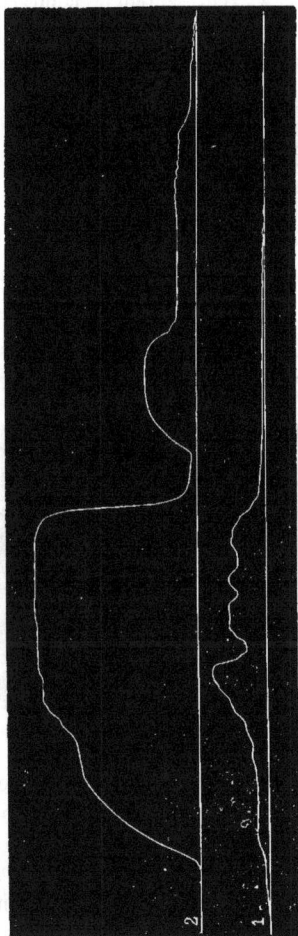

Fig. 39. — Même légende que pour la figure 38.

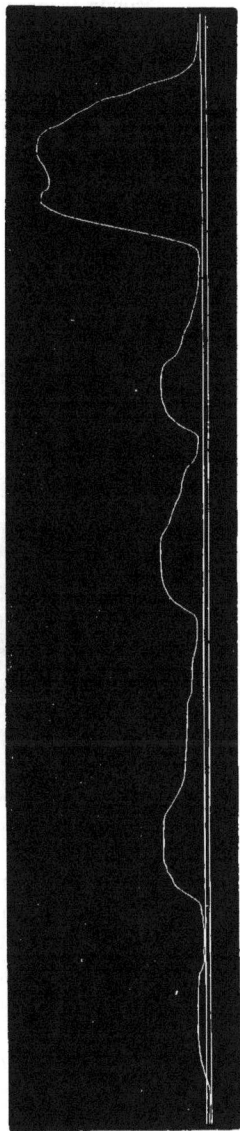

Fig. 40. — Contractions réflexes des fléchisseurs sous l'influence de l'acide acétique appliqué sur la peau de la patte.

seconde, la contraction cardio-réflexe se produisait au bout de 15 secondes (ou 75 excitations); pour 10 excitations par seconde, elle se montrait après 5 secondes seulement, soit après 50 excitations. Les figures 41 et 42 représentent les contractions obtenues

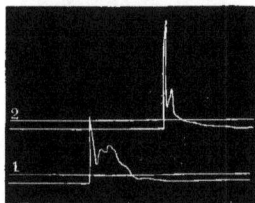

Fig. 41. — Contraction cardio-réflexe des fléchisseurs (ligne inférieure, 1) et du gastro-cnémien (ligne supérieure, 2) sous l'influence des courants induits (pour 5 excitations par seconde).

dans les deux cas dans les fléchisseurs et dans le gastro-cnémien. Pour une intensité = 10 seulement, avec un peu moins de

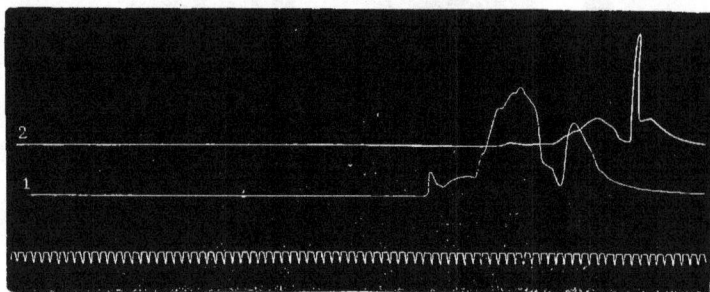

Fig. 42. — Même légende que pour la figure 41 (pour 10 excitations par seconde).

10 excitations par seconde, la contraction se montrait, mais beaucoup plus faible, surtout pour le gastro-cnémien, après 31 secondes seulement, soit 294 excitations.

Avec l'estomac, les phénomènes sont à peu près les mêmes; aussi je n'y insisterai pas : je me contenterai de donner un tracé des contractions stomaco-réflexes (*fig.* 43). Dans un cas, la contraction s'est produite une seconde et demie seulement après la cessation de l'excitation qui avait duré 37 secondes.

Pour les *excitations mécaniques*, j'ai employé les frottements doux avec un stylet mousse, les percussions légères à intervalles réguliers et la compression entre les mors d'une pince.

Les *frottements* étaient continués jusqu'à ce que la contraction se produisît. Pour le cœur et l'estomac, il fallait de 25 à 40 se-

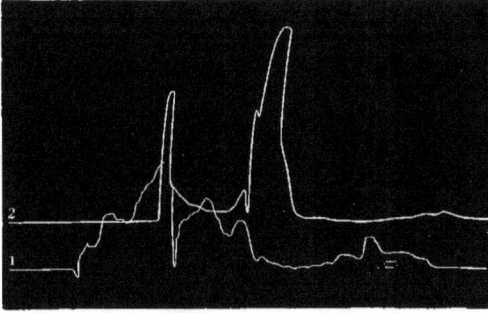

Fig. 43. — Contractions stomaco-réflexes des fléchisseurs (ligne inférieure, 1) et du gastro-cnémien (ligne supérieure, 2) sous l'influence des courants induits.

condes et les figures 44 et 45 donnent les formes de la contraction

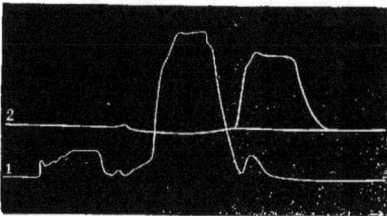

Fig. 44. — Contractions cardio-réflexes des fléchisseurs (ligne inférieure, 1) et du gastro-cnémien (ligne supérieure, 2) sous l'influence de frottements répétés.

réflexe des fléchisseurs et du gastro-cnémien dans les deux cas.

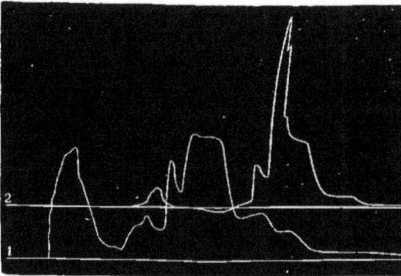

Fig. 45. — Contractions stomaco-réflexes des fléchisseurs (ligne inférieure, 1) et du gas-tro-cnémien (ligne supérieure, 2) sous l'influence de frottements répétés.

Pour le gros intestin, il fallait un temps plus long et les contractions étaient toujours moins fortes (*fig. 46*). Avec les poumons, le résultat était nul.

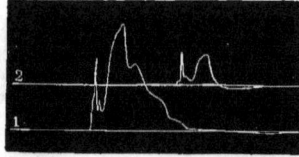

Fig. 46. — Contractions réflexes des fléchisseurs (ligne inférieure, 1) et du gastrocnémien (ligne supérieure, 2) sous l'influence de frottements répétés du gros intestin.

Les *percussions intermittentes* déterminaient plus rapidement des contractions viscéro-réflexes qui, du reste, présentaient le même caractère et les mêmes formes que les contractions déterminées par le frottement, comme on peut s'en assurer par les figures 47

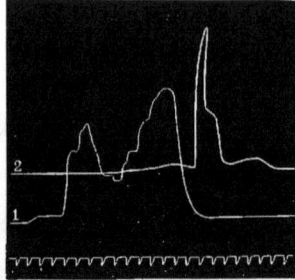

Fig. 47. — Contractions cardio-réflexes des fléchisseurs (ligne moyenne, 1) et du gastrocnémien (ligne supérieure, 2) sous l'influence de percussions intermittentes (indiquées sur la ligne inférieure).

et 48. Il arrive souvent que lorsque les contractions ont été plus tardives, elles sont plus violentes.

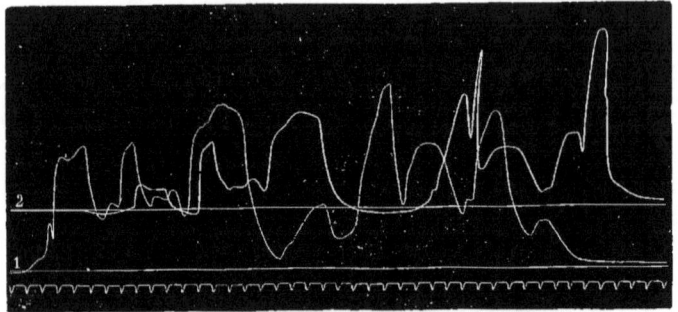

Fig. 48. — Contractions stomaco-réflexes des fléchisseurs (ligne 1) et du gastro-cnémien (ligne 2) sous l'influence de percussions intermittentes (indiquées sur la ligne inférieure).

Les contractions produites par la *compression* (pression entre les mors d'une pince) présentent aussi les mêmes caractères (*fig.* 49).

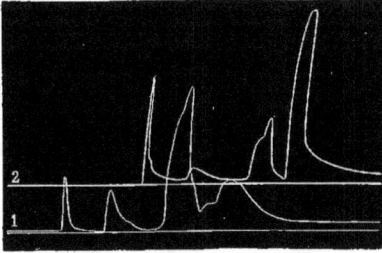

Fig. 49. — Contractions stomaco-réflexes des fléchisseurs (ligne 1) et du gastro-cnemien (ligne 2) par suite de compression.

Si on compare, au point de vue de la forme, les contractions viscéro-réflexes déterminées par les courants induits et celles produites par les actions mécaniques, on voit dans ces dernières une tendance marquée à prendre la forme tétanique, comme on peut s'en assurer en regardant les figures 44 et 45. Mais ce tétanos est toujours irrégulier, et même lorsque les excitations mécaniques sont intermittentes et se font à des intervalles parfaitement réguliers, comme on peut le voir sur les tracés, jamais cette régularité ne se retrouve dans les contractions.

En résumé, les recherches précédentes conduisent aux conclusions suivantes :

La contraction réflexe offre des caractères qui la différencient de la contraction directe, qu'elle se présente sous forme de secousse ou sous forme de tétanos ;

La secousse réflexe présente la même forme, sauf quelques variations légères, quel que soit le point excité, périphérie sensitive, nerf sensitif ou racine sensitive.

La secousse réflexe se distingue de la secousse directe par son amplitude moindre, sa durée plus longue, l'augmentation de la période d'excitation latente et par l'existence plus fréquente d'un certain degré de contracture consécutive.

Le tétanos réflexe, ou mieux la contraction réflexe qui succède aux excitations tétanisantes, présente une forme beaucoup plus variable que le tétanos direct et n'a jamais la régularité typique de ce dernier.

Le tétanos réflexe peut se présenter, tantôt sous la forme de secousse simple, quelquefois allongée comme celle des muscles lisses, tantôt sous celle de secousses irrégulières plus ou moins fusionnées, tantôt sous celle de tétanos incomplet, plus rarement enfin sous la forme de véritable tétanos, mais qui, même dans ce cas, n'a jamais la régularité du tétanos direct.

Le tétanos réflexe apparaît plus tard que le tétanos direct et ne se montre très souvent qu'après la cessation de l'excitation tétanisante, à moins que cette excitation ne soit prolongée très longtemps.

La durée du tétanos réflexe est plus courte que celle du tétanos direct et cette durée est, dans certaines limites, indépendante de la durée de l'excitation tétanisante. Du reste, d'une façon générale, il n'y a pas entre l'excitation et le tétanos réflexe l'étroite relation qui existe entre l'excitation et le tétanos direct.

Telles sont les conclusions générales qui ressortent de mes expériences sur la contraction réflexe.

A quoi tiennent maintenant ces différences de forme de la contraction réflexe et de la contraction directe? Il est bien difficile de répondre à cette question. Je n'ai pu jusqu'ici trouver une loi qui permette d'expliquer les variations de forme de la contraction réflexe et je n'ai pu constater de relation évidente entre ces formes et les conditions de l'excitation. Un fait pourtant se dégage avec netteté, c'est que les conditions qui déterminent la forme de la contraction réflexe doivent être cherchées principalement dans les centres nerveux eux-mêmes. Je reviendrai plus loin sur cette question.

Avant de terminer ce qui concerne la contraction réflexe, je dois revenir sur un fait dont j'ai déjà dit quelques mots et qui a une certaine importance au point de vue de l'interprétation théorique de la contraction musculaire.

Dans la plupart de mes expériences sur la contraction réflexe, j'ai pu constater ce fait que presque toujours les fléchisseurs de la patte et le gastro-cnémien, c'est-à-dire les muscles antagonistes, se contractaient *simultanément*, sauf dans les cas mentionnés plus haut et avec les réserves ci-dessus indiquées. Les cas dans lesquels les muscles d'un seul côté de l'articulation se contractaient seuls étaient des cas exceptionnels. On arrive donc à cette conclusion que, dans un mouvement réflexe donné, on a à la fois contraction des muscles qui déterminent le mouvement et contraction des muscles antagonistes, et que le mouvement produit résulte en réalité de la prédominance de la première contraction sur l'autre, et d'une sorte d'équilibre qui s'établit entre les deux contractions. Je ne fais que mentionner ce fait, sur lequel n'ont pas porté spécialement mes recherches et que je me réserve d'étudier plus tard en détail.

C. — CONTRACTION CENTRALE.

J'ai étudié, dans les deux chapitres précédents, les conditions qui déterminent la forme de la contraction directe et de la contraction réflexe; j'étudierai maintenant la contraction musculaire centrale, c'est-à-dire celle qui est déterminée par l'excitation directe des centres nerveux. Avant d'aller plus loin, je rappellerai que les recherches qui font le sujet de ce travail ne portent que sur la grenouille et que les conclusions à en tirer ne peuvent être appliquées qu'à cet animal. Cette réserve est d'autant plus nécessaire que j'ai tout lieu de croire que les centres nerveux des animaux supérieurs se comportent d'une façon différente, au moins sur un certain nombre de points.

Le temps ne m'a pas permis de multiplier, autant que je l'aurais voulu, les expériences sur la contraction centrale; aussi ai-je dû laisser de côté certaines questions sur lesquelles je n'avais que des matériaux tout à fait insuffisants. Les procédés d'excitation ont été aussi beaucoup moins variés que pour la contraction réflexe et la contraction directe. Malgré cela, les résultats que j'ai obtenus, en restant dans un cercle limité d'expériences, m'ont paru assez nets pour mériter l'attention.

Les seuls procédés d'excitation que j'aie employés pour les centres nerveux sont, pour l'excitation électrique, les courants intermittents de fréquence variable et surtout les courants induits de l'appareil à glissement de Du Bois-Reymond, pour l'excitation mécanique, les sections à différentes hauteurs. Les chocs simples d'induction ou de courant constant ne m'ont donné que des secousses simples qui ne m'ont pas paru se différencier sensiblement des secousses musculaires directes. La piqûre avec une aiguille, que j'ai essayée dans quelques cas, ne m'a donné que des résultats variables, tandis que ceux que j'obtenais par la section étaient beaucoup plus nets.

J'ai essayé d'abord l'*excitation comparée de la moelle et du nerf moteur avec les courants intermittents.* L'expérience est disposée de la façon suivante : la moelle est sectionnée à sa partie supérieure; les deux gastro-cnémiens sont attachés aux leviers du myographe double; un des nerfs sciatiques est mis à nu. Dans certains cas, au lieu de sectionner la moelle, l'avant-train de l'animal était curarisé pour éviter les mouvements. Un interrupteur électrique donnant des interruptions de fréquence variable est disposé de façon à interrompre un courant de pile; ce courant actionne un appareil de Du Bois-Reymond qui donne des chocs d'induction variant de 1 à 40 environ par seconde. Une disposition appropriée enregistre les interruptions du courant inducteur. Les électrodes sont bifurquées et conduisent le courant à la moelle et au nerf sciatique. Des interrupteurs sont placés sur leur trajet de façon à pouvoir exciter à volonté :

Le nerf seul ;

La moelle seule ;

La moelle et le nerf simultanément.

Avec cette disposition, quand on excite le nerf seul, le muscle gastro-cnémien du côté correspondant est seul excité; quand on excite la moelle seule, les deux nerfs sciatiques et les deux gastro-cnémiens sont excités simultanément et théoriquement les excitations des deux côtés sont égales ; quand on excite à la fois la moelle et le nerf, les deux côtés sont excités à la fois, mais l'excitation doit être plus forte du côté correspondant au nerf excité. Les effets observés dans ces conditions sont les suivants *quand l'intensité du courant est assez forte* [1].

1° La fusion des secousses a lieu plus rapidement pour le nerf moteur que pour la moelle. Ainsi, avec une intensité $= 35$ de l'appareil, il fallait, avec l'excitation de la moelle, plus de 20 excitations par seconde pour avoir la fusion complète, tandis qu'avec l'excitation du nerf moteur, elle était complète à $11,5$ excitations par seconde. On pourrait supposer que cette différence tient simplement à une différence d'intensité d'action du courant, la moelle représentant un cylindre plus volumineux que le nerf et par suite déterminant une diminution de densité du courant qui la parcourt, mais cette explication est en désaccord avec les faits physiologiques et il est facile de démontrer que cette cause ne peut avoir aucune influence. Je me contenterai de citer à l'appui

1. L'intensité du courant induit variait de 20 à 35 de l'appareil de Du Bois-Reymond. Le fait est essentiel à noter parce que, comme on le verra plus loin, les résultats sont différents avec des courants faibles.

l'expérience suivante : on met à nu, par exemple, le nerf sciatique d'une patte de grenouille et après l'avoir isolé, on le place sur les électrodes de façon à faire l'excitation *immédiate;* on obtient ainsi, en graduant l'excitation, une série de secousses d'une certaine amplitude; qu'on excite alors de la même façon le même nerf, mais en le plaçant sur les électrodes, non plus *isolé* comme tout à l'heure, mais en contact avec une masse musculaire ou même entouré par cette masse musculaire (excitation *médiate*), on n'observera pas de différence dans l'amplitude et la forme des secousses; les résultats seront identiques dans les deux cas. C'est, du reste, ce qui arrive dans l'expérience relatée plus haut; les secousses produites par l'excitation du nerf moteur et celles produites par l'excitation de la moelle ont exactement la même amplitude et la même forme.

2° Si on continue l'excitation tétanisante sur le nerf moteur, le tétanos finit par disparaître au bout d'un certain temps, le plateau descendant peu à peu et régulièrement vers la ligne de repos. En continuant l'excitation tétanisante de la moelle, les phénomènes sont différents; le tétanos, complet ou incomplet, s'arrête beaucoup plus vite et il survient des séries de secousses plus ou moins incomplètement fusionnées et plus ou moins régulières. Il n'y a qu'à jeter un regard sur la figure 4, pl. XVII, qui représente les effets d'une excitation tétanisante prolongée de la moelle.

3° Fréquemment, après la cessation des excitations de la moelle, qu'elles aient été ou non tétanisantes, il survient des contractions

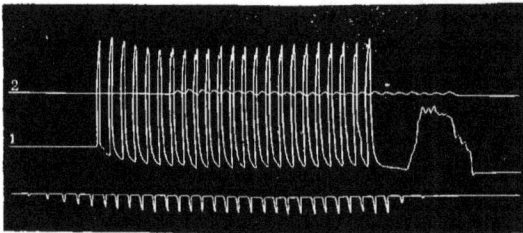

Fig. 50. — Secousses et contraction consécutive provoquées par l'excitation de la moelle[1].

1. Ligne supérieure, 2; secousses du gastro-cnémien dont le nerf a été préparé. — Ligne moyenne, 1; secousse du gastro-cnémien dont le nerf est intact; on y voit les contractions consécutives. — Ligne inférieure; les excitations y sont indiquées; à cause de l'imperfection de l'appareil interrupteur, les premières et les dernières interruptions étaient inefficaces, le contact ne se produisant pas.

irrégulières ayant un tout autre caractère que celles qui sont déterminées pendant l'excitation. On en voit un exemple dans la
figure 50. On y voit, sur la ligne moyenne, d'abord une série de
secousses très régulières, d'égale
amplitude et égales au nombre
des interruptions (voir la légende de la figure), puis dès que
les excitations intermittentes ont
cessé, une contraction consécutive de forme toute différente et
qui rappelle tout à fait certaines
formes de contraction réflexe
déjà étudiées plus haut. J'aurai
occasion de revenir plus loin sur
ce fait à propos des phénomènes d'arrêt.

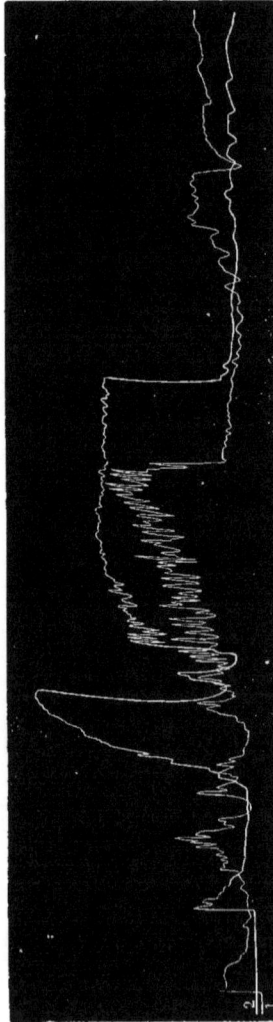

Je n'ai pu chez la grenouille
constater le fait observé chez
le lapin par Kronecker et Hall
(*Arch. für Physiologie*, 1879,
p. 11). En excitant la moelle
(coupée au-dessus du centre respiratoire), ces auteurs ont vu
qu'au delà de 20 excitations par
seconde, le nombre des secousses musculaires restait le même,
tandis qu'en excitant le nerf moteur, le nombre des secousses
était toujours égal au nombre
des excitations. Chez la grenouille j'ai toujours vu le nombre des secousses musculaires
être rigoureusement égal au
nombre des excitations de la
moelle absolument comme dans
l'excitation directe du nerf moteur ou du muscle.

Quand les courants employés

Fig. 51. — Contractions provoquées par l'excitation des centres nerveux (encéphale) [1].

1. Ligne supérieure, 2; contraction du fléchisseur. — Ligne inférieure, 1; contraction du gastro-cnémien.

pour l'excitation des centres nerveux sont plus faibles, le résultat est différent et le caractère des contractions varie suivant la hauteur à laquelle a lieu l'excitation. Voici ce qu'on observe le plus habituellement.

Quand les électrodes sont appliquées sur le cerveau (hémisphères cérébraux ou tubercules bijumeaux), on a des contractions irrégulières qui prennent assez facilement la forme d'un tétanos incomplet et sont souvent précédées d'une contraction initiale intense (*fig.* 51). Si on augmente l'intensité de l'excitation, le tétanos peut devenir parfait et les secousses irrégulières peuvent même disparaître complètement.

L'excitation du bulbe et de la partie supérieure de la moelle détermine des secousses irrégulières ayant à peu près les mêmes caractères que les précédentes, mais qui m'ont paru avoir moins de tendance à se fusionner. Cependant dans certaines conditions, ces secousses peuvent se fusionner en un tétanos presque complet (*fig.* 52).

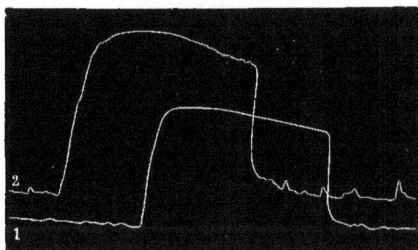

Fig. 52. — Tétanos provoqué par l'excitation de la partie supérieure de la moelle [1].

Au-dessous, dans la partie moyenne et inférieure de la moelle, on a une série de secousses irrégulières plus ou moins prolongées ; le tétanos est toujours très imparfait à moins que l'intensité de l'excitation ne soit très considérable.

Enfin à la partie tout à fait inférieure de la moelle, dans la région correspondante à l'origine des nerfs moteurs du membre inférieur, on retrouve le tétanos pur identique à celui qu'on obtient par l'excitation directe de ces nerfs.

Les phénomènes ne se présentent pas toujours aussi régulièrement. Il peut arriver par exemple que les contractions irré-

1. 1, contraction du gastro-cnémien ; 2, contraction du fléchisseur.

9

gulières consécutives à la cessation de l'excitation se montrent dans toute la hauteur de l'axe nerveux. Il en est de même de la tendance des secousses à prendre la forme tétanique et de la con-

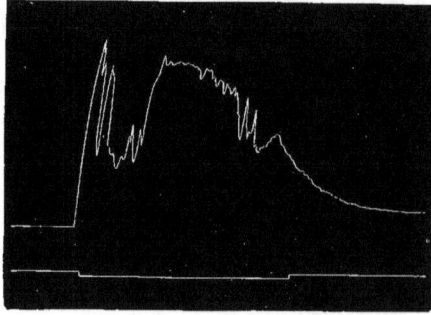

Fig. 53. — Contractions provoquées par l'excitation de la partie moyenne de la moelle.

traction initiale. Mais les deux faits essentiels qu'on peut considérer comme constants, sont les suivants :

1° Le tétanos pur, classique, ne se produit que par l'excitation de la région de la moelle qui correspond à l'origine des racines motrices qui fournissent les nerfs des membres inférieurs. Dans tout le reste des centres nerveux, à moins de forcer outre mesure l'intensité du courant, on n'obtient que des secousses incomplètement fusionnées;

2° Ces secousses incomplètement fusionnées prennent plus facilement le caractère tétaniforme quand on excite les parties supérieures de l'axe nerveux que quand on excite les parties situées plus bas.

En employant le langage de la clinique, on pourrait formuler ainsi la loi des contractions centrales pour les muscles des membres inférieurs :

Excitation de l'encéphale ; convulsions cloniques tétaniformes ;

Excitation de la moelle ; convulsions cloniques ;

Excitation de la région d'origine des racines motrices ; tétanos pur.

La difficulté, pour ne pas dire l'impossibilité de localiser rigoureusement l'excitation électrique, vu la petitesse des centres nerveux de la grenouille, ne permet pas d'aller plus loin dans les conclusions à tirer des expériences faites sur cet animal. Il ne faut pas penser chez elle à exciter à part la substance grise et la substance blanche, les hémisphères et les tubercules bijumeaux, comme on peut le faire sur le chien par exemple, ou sur tout autre animal de grande taille. Ici l'on ne peut agir que sur des régions très limitées anatomiquement, mais physiologiquement très vastes et qui comprennent certainement un grand nombre de centres fonctionnels. Mais au point de vue où je me place dans ce travail, cette difficulté n'a plus la même importance.

Je n'agiterai pas ici la question de savoir sur quels éléments des centres nerveux agit l'excitation électrique ; je me contenterai de faire une seule remarque à ce sujet. On a vu plus haut que sauf des cas très rares, le tétanos pur, classique, ne se produit que par l'excitation de la partie inférieure de la moelle ; il est très probable que dans ce cas ce sont les racines motrices qui sont excitées directement ; peut-être faut-il aussi admettre une excitation efficace des grosses cellules motrices décrites par Birge dans les cornes antérieures (*Archives de Du Bois-Reymond*, 1882, p. 481). Quoi qu'il en soit, du moment que les excitations, quand elles sont portées plus haut, produisent des contractions de forme différente, il faut bien admettre que d'autres éléments ont été excités. Quels sont ces éléments ? Sont-ce des fibres nerveuses ou des cellules et dans quelles parties de l'axe nerveux sont-elles situées ? Je me contente ici de poser la question sans chercher à la résoudre. Il me suffit pour le moment de constater le fait de l'existence dans les centres nerveux d'éléments excitables autres que les racines motrices et leurs cellules d'origine.

On a vu plus haut que, lorsqu'on augmente l'intensité du courant, l'excitation de la moelle, à toutes les hauteurs, peut produire le tétanos. Les faits précédents rendent très vraisemblable que dans ce cas le courant a diffusé jusqu'aux origines des racines motrices et que c'est l'excitation de ces racines qui a déterminé le tétanos.

Il est cependant des cas dans lesquels cette interprétation ne paraît pas pouvoir être invoquée. Il peut arriver en effet qu'en employant des excitations faibles, mais intermittentes et de fréquence assez grande, telles que celles que donne l'appareil de Du Bois-Reymond, il peut arriver, dis-je, qu'on obtienne un tétanos très pur (*fig.* 52). Je reviendrai plus tard sur ce fait.

Les résultats fournis par les sections transversales de la moelle à différentes hauteurs concordent sur beaucoup de points avec les résultats fournis par l'excitation électrique.

Une section transversale au niveau des hémisphères cérébraux, des tubercules bijumeaux ou du bulbe donne une contraction très variable comme forme et assez irrégulière, mais qui a constamment le caractère tétaniforme, comme on le voit dans la figure 54. En outre, au moment de la section, il se produit une

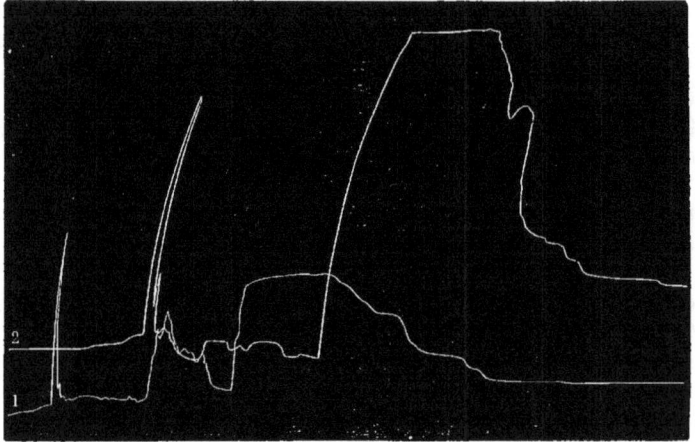

Fig. 54. — Contraction par la section transversale du bulbe [1].

forte secousse initiale et c'est seulement après, et quelquefois même assez longtemps après que se montre le raccourcissement tétaniforme. Cette contraction initiale se retrouve, du reste, à toutes les hauteurs de la moelle.

A la partie supérieure et à la partie moyenne de la moelle, les contractions consécutives à la section ont un autre caractère. A la secousse initiale succède une contraction irrégulière, rarement tétaniforme, dont la figure 55 peut donner une idée (contractions situées à la gauche de la figure).

A la partie inférieure de la moelle, au niveau des origines des racines motrices des membres inférieurs, apparaissent des contractions fibrillaires dissociées, irrégulières, très multipliées et qui se prolongent plus ou moins longtemps après la section (*fig.* 55 : contractions situées à la droite de la figure).

Enfin, au-dessous de ces noyaux d'origine, on n'a plus qu'une

1. La section a porté dans ce cas à 3 millimètres au-dessous du bord inférieur du cervelet. 1, contraction du gastro-cnémien; 2, contraction du fléchisseur.

secousse simple, identique à celle qu'on obtient par la section du nerf moteur.

En résumé, tant des effets de l'excitation électrique que de

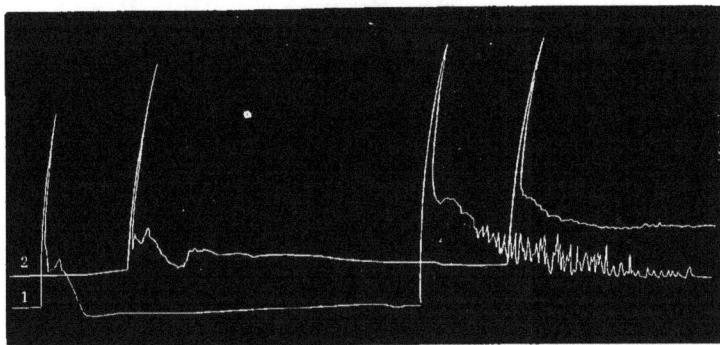

Fig. 55. — Contractions consécutives à la section transversale de la moelle[1].

ceux de l'excitation mécanique des centres nerveux de la grenouille, on peut tirer les conclusions suivantes.

Les contractions consécutives à l'excitation des centres nerveux se composent de deux parties :

1° Une secousse initiale immédiate ;

2° Une contraction ou une série de contractions consécutives.

La *secousse initiale* se produit au moment même de l'excitation et se montre pour toutes les hauteurs de l'axe nerveux. Elle a partout le même caractère et la même forme et est analogue à la secousse obtenue par l'excitation pure et simple des racines motrices ou des nerfs moteurs.

La *contraction consécutive* ne se montre qu'après le début de l'excitation et souvent même après la cessation de l'excitation. Cette contraction change de caractère et de forme suivant la hauteur à laquelle a lieu l'excitation de l'axe nerveux. Dans la région encéphalique, elle a l'aspect tétaniforme sans arriver cependant au tétanos parfait. Dans les régions supérieure et moyenne de la moelle, elle est irrégulière et sa courbe, toujours plus ou moins dentelée, a la forme, tantôt d'une secousse un peu allon-

1. 1. contraction du gastro-cnémien; 2, contraction du fléchisseur. Les contractions à gauche de la figure ont été provoquées par la section de la partie moyenne de la moelle; celles de droite par la section de la partie inférieure.

gée, tantôt d'une série de deux ou trois secousses inégales. Dans la région tout à fait inférieure enfin, la contraction consécutive se compose de secousses très courtes, dissociées, qui s'éteignent peu à peu et durent un temps plus ou moins long. Ces secousses sont souvent précédées d'une contraction irrégulière analogue à celle des régions supérieure et moyenne de la moelle.

D'où viennent ces différences dans la forme de la contraction et quelle peut en être l'interprétation ?

Si je prends d'abord la contraction initiale, le premier fait qui frappe, c'est l'analogie de cette contraction avec la secousse qu'on obtient par l'excitation directe du nerf moteur, et comme cette contraction initiale s'observe pour l'excitation à toutes les hauteurs, on est porté à admettre que des fibres motrices qui proviennent des racines antérieures, soit directement, soit après avoir traversé les cellules motrices ganglionnaires, remontent jusqu'à l'encéphale, et que ces fibres motrices peuvent être excitées absolument comme les nerfs moteurs eux-mêmes. L'existence de ces fibres motrices est du reste en accord avec les données physiologiques courantes; elles constitueraient les voies de transmission entre les centres moteurs encéphaliques et les muscles. Cette interprétation soulève cependant une difficulté. Si des fibres motrices existent ainsi dans toute la hauteur de l'axe nerveux, comment des excitations intermittentes ne produisent-elles pas toujours le tétanos comme on l'obtient par les excitations intermittentes portées sur les nerfs moteurs ou sur les racines motrices ?

Il faut remarquer d'abord que, dans un certain nombre de cas, ce tétanos s'observe en réalité, comme on en a vu un exemple dans la figure 52. Mais dans les cas où il ne se produit pas, il faut faire intervenir, à mon avis, des actions d'arrêt dont j'ai déjà donné et dont on trouvera plus loin de nombreux exemples. Ce sont ces actions d'arrêt qui, mises en jeu par l'excitation, empêchent ce tétanos de se produire, l'enrayent ou l'arrêtent quand il a commencé et donnent à la contraction ces formes irrégulières que j'ai décrites et qui ne sont que l'expression de la lutte engagée entre les influences excitantes et les influences d'arrêt.

Quant aux variations dans la forme des *contractions consécutives*, elles seraient dues dans cette hypothèse soit à des différences d'intensité des actions excitantes et des actions d'arrêt, soit à des différences d'excitabilité des fibres nerveuses. C'est ainsi que le caractère tétaniforme des contractions encéphaliques peut s'expliquer par l'augmentation d'excitabilité des fibres motrices au voisinage des centres moteurs encéphaliques, de même que l'excitabilité plus grande des racines motrices s'explique par le voisinage de leurs cellules d'origine.

Restent les *contractions fibrillaires*, les secousses dissociées qui suivent l'excitation de la partie inférieure de la moelle. Ces secousses ressemblent beaucoup à celles qu'on remarque après l'arrachement d'un nerf moteur. Par cet arrachement, les filets nerveux intra-musculaires sont brisés irrégulièrement à une certaine distance de leur terminaison en plaques motrices, comme on peut s'en assurer au microscope, et les muscles sont alors agités de contractions fibrillaires qui durent assez longtemps. L'excitation des noyaux d'origine des racines motrices produit le même effet. Il semble que les cellules qui les composent soient inégalement excitées, de sorte qu'au lieu d'une excitation *en bloc* qui produirait une contraction d'ensemble, on a une série de petites contractions successives [1].

En résumé, on aurait donc dans l'axe nerveux, *eu égard aux mouvements des membres inférieurs,* les appareils nerveux suivants :

1° Des centres moteurs encéphaliques ;

2° Des conducteurs reliant ces centres aux muscles soit directement, soit par l'intermédiaire de cellules ganglionnaires ;

3° Des centres moteurs médullaires ;

4° Des conducteurs rattachant ces centres aux muscles ;

5° Des appareils d'arrêt, ou mieux des influences d'arrêt échelonnées dans toute l'étendue de l'axe nerveux [2].

Si on compare maintenant la contraction centrale à la contraction réflexe, et il suffit pour cela de jeter un coup d'œil sur les tracés, on voit immédiatement qu'il y a une grande analogie entre les deux espèces de contractions. A part les contractions fibrillaires caractéristiques mentionnées plus haut, toutes deux présentent en effet la même forme irrégulière et variable de leur tétanos, si bien que, dans la plupart des cas, si l'on n'était pas prévenu, l'inspection seule des tracés ne permettrait pas de distinguer leur provenance.

---

1. En examinant ces contractions fibrillaires, on ne peut s'empêcher de les comparer au tremblement de la paralysie agitante.

2. On verra plus loin, dans la seconde partie, ce qu'il faut penser de ces appareils d'arrêt.

D. — Contraction volontaire.

Les faits que je viens de décrire peuvent-ils servir à interpréter le mécanisme de la *contraction volontaire?* Je m'arrêterai un instant sur cette question. Je commencerai par rappeler que toutes mes expériences ont porté exclusivement sur la grenouille. Or, que faut-il entendre par contraction volontaire chez la grenouille? Il semble au premier abord que la question n'ait même pas besoin d'être posée ; mais quand on y réfléchit, on s'aperçoit bien vite qu'il n'en est pas ainsi.

Chez l'homme, la distinction entre les mouvements volontaires et les mouvements involontaires est facile à faire. Voici un hémiplégique. Je lui dis de fléchir la jambe et il ne peut y arriver malgré tous ses efforts ; je lui chatouille légèrement la plante du pied ; la jambe se fléchit immédiatement. Je sais, par expérience, la différence qu'il y a entre le mouvement irréfléchi qui succède à une douleur vive, à celle par exemple qui viendra me surprendre à l'improviste, et le mouvement réfléchi par lequel j'évite un danger qui me menace. Je puis, par un simple acte de volonté, et sans y être déterminé par un autre motif que le désir de faire acte de volonté, je puis faire un mouvement, fléchir l'avant-bras, fermer la main, me déplacer dans tel ou tel sens.

Ce n'est pas ici le lieu d'examiner si, au fond de ces mouvements dits volontaires, il n'y a pas un simple mécanisme réflexe plus complexe que celui des réflexes ordinaires. En restant dans la limite des faits, ce qui caractérise le mouvement volontaire, c'est qu'entre l'excitation qui le provoque et le mouvement lui-même se placent un ou plusieurs actes intellectuels; c'est qu'il est précédé d'une délibération dont nous avons conscience et qui en permet ou en arrête l'exécution.

En outre, tous les faits physiologiques et pathologiques nous autorisent à placer dans les hémisphères cérébraux les appareils organiques de cette délibération.

Chez les animaux supérieurs, nous concluons, par analogie, à l'existence de mouvements volontaires comme chez l'homme. Quand nous voyons chez eux des mouvements se produire sans provocation extérieure appréciable ou quand le mouvement, au lieu de suivre immédiatement l'excitation, n'a lieu qu'après un certain temps pendant lequel l'animal *hésite* avant de se décider, nous admettons un mouvement réfléchi, distinct des mouvements réflexes, bien qu'en réalité il ne soit peut-être que cela. D'un autre côté, l'extirpation des hémisphères cérébraux supprime chez eux tous ces mouvements réfléchis d'apparence volontaire et transforme les animaux en un pur mécanisme réflexe et automatique.

Chez la grenouille, il n'en est pas tout à fait de même et la différence entre les mouvements involontaires, réflexes ou automatiques et les mouvements volontaires s'efface de plus en plus, de sorte que la ligne de démarcation entre les deux est à peu près impossible à établir. En outre l'extirpation des hémisphères cérébraux ne produit pas chez elle les mêmes effets que chez les animaux supérieurs. Contrairement, en effet, à plusieurs expérimentateurs, j'ai constaté fréquemment que l'ablation des hémisphères cérébraux ne détermine absolument aucun phénomène particulier chez la grenouille, à part les suites immédiates de l'opération. Au bout de très peu de temps, la cicatrisation de la plaie a lieu, habituellement sans accidents, et si on place alors l'animal dans un aquarium avec des grenouilles intactes, il est impossible à des personnes non prévenues de les distinguer les unes des autres. J'en ai conservé ainsi plus d'une année et j'ai fait constater le fait plus d'une fois aux élèves qui fréquentent mon laboratoire. Chez les grenouilles *en captivité,* il semblerait, d'après ces expériences, que les hémisphères cérébraux sont absolument sans utilité. Je dis chez les grenouilles en captivité, car il pourrait très bien se faire que, chez les grenouilles en liberté, cherchant leur nourriture et évitant leurs ennemis, en un mot luttant pour l'existence, les phénomènes fussent tout autres. Il est très probable que, dans ces conditions, les grenouilles privées d'hémisphères se trouveraient dans un état d'infériorité vis-à-vis des grenouilles intactes. Pour avoir, chez la grenouille captive, les phénomènes que l'on observe chez le lapin ou chez le pigeon après l'ablation des hémisphères, il faut que la lésion dépasse les hémisphères cérébraux et entame la couche optique ou les tubercules bijumeaux.

Quoi qu'il en soit, ce qui est certain, c'est que chez la grenouille il est très difficile de savoir exactement si l'on a affaire réellement à un mouvement volontaire. La chose devient encore plus difficile, sinon impossible, quand il s'agit, comme dans ces recherches, d'étudier la forme de la contraction musculaire.

Quand on fait subir à l'animal la préparation nécessaire pour prendre le tracé de la contraction, on le soumet à une série d'excitations qui se renouvellent tout le temps qu'il reste fixé sur la planchette du myographe et, dans ces conditions, toutes les contractions qui se produisent peuvent être attribuées à ces excitations et être considérées comme purement réflexes. J'ai essayé, à plusieurs reprises, d'avoir le tracé de contractions volontaires et je n'ai jamais pu le faire, du moins d'une façon certaine ; il me restait toujours du doute sur la nature de la contraction que j'enregistrais. En tout cas, ces contractions ressemblaient absolument comme forme aux contractions réflexes ou à celles qu'on obtient par l'excitation des centres nerveux. Il y aurait donc dans ce cas une grande analogie entre la contraction réflexe et la contraction volontaire. Reste à savoir s'il y a plus qu'une analogie de forme et si elle s'étend jusqu'à la nature même de la contraction. On peut se demander aussi jusqu'à quel point ces résultats sont applicables aux animaux supérieurs. Mes expériences ne me permettent pas jusqu'ici de trancher cette question.

DEUXIÈME PARTIE

SUR LES PHÉNOMÈNES D'ARRÊT.

———

J'ai étudié, dans le chapitre précédent, les formes de la contraction musculaire et ses variations suivant les conditions diverses de l'excitation. Ces formes peuvent, comme on l'a vu, se rattacher à deux types fondamentaux, la contraction directe et la contraction réflexe. La première est caractérisée par sa régularité et sa relation étroite avec l'excitant, comme mode d'apparition, comme durée et comme intensité, la seconde par son irrégularité, la variabilité de ses caractères et son indépendance relative vis-à-vis de l'excitant.

A quoi tient cette différence? Pour ma part je crois que ces différences tiennent essentiellement, comme j'essaierai de le démontrer, à des actions d'arrêt qui se produisent spécialement à la traversée des centres nerveux, actions d'arrêt qui modifient d'une façon remarquable la forme de la contraction, particulièrement celle de la contraction tétanique. C'est ce que j'ai cru pouvoir formuler ainsi[1] : *La contraction musculaire réflexe n'est qu'une contraction directe modifiée par des actions d'arrêt.*

Mes recherches, qui n'avaient d'abord pour objet que la forme de la contraction musculaire, se sont trouvées singulièrement élargies par l'intervention de ces phénomènes d'arrêt et j'ai été amené ainsi, presque sans le vouloir, à les étudier d'une façon spéciale. C'est le résultat de ces recherches et des réflexions qu'elles m'ont suggérées qui se trouve consigné dans ce chapitre. Je voudrais, dans ce travail, donner une idée générale de ces actions d'arrêt et montrer, en me basant, soit sur mes expériences, soit sur les expériences antérieures, le rôle que jouent ces phénomènes d'arrêt dans la physiologie de l'innervation ; j'essaierai aussi d'indiquer à grands traits l'application qui peut en être faite à la médecine et à la psychologie.

1. Voir les notes adressées à l'Académie des sciences et à la Société de biologie.

Je ne me dissimule pas que cette étude est remplie de difficultés. Malgré les nombreuses recherches faites sur ce sujet et
quoique les travaux récents de Wundt et de Brown-Séquard y
aient fait entrer un peu de lumière et aient ouvert des horizons
nouveaux, les actions d'arrêt représentent encore une des parties
les plus obscures de la physiologie. C'est une raison peut-être
pour accueillir avec faveur une tentative qui a pour but de mettre
un peu d'ordre dans une question encore si mal connue [1].

Je commencerai d'abord par rappeler les formes principales
de ces actions d'arrêt et leurs diverses manifestations, *en ne
m'occupant pour le moment que des phénomènes de mouvement*
et plus spécialement des phénomènes réflexes. Ces formes peuvent se rattacher aux catégories suivantes qui constituent une
sorte de classification des phénomènes d'arrêt.

1° *Il peut y avoir interruption d'un mouvement commencé ou
en cours d'exécution, que ce mouvement soit volontaire, automatique ou réflexe.* Les faits de ce genre sont tellement connus que
je crois inutile d'y insister. La terreur clouera un homme au sol
et l'empêchera de fuir le danger qui le menace ; une forte émotion peut suspendre une inspiration commencée; un sifflement
doux fait cesser le ronflement d'un dormeur et modifie momentanément son rythme respiratoire, etc., etc. Les exemples abondent et l'on n'a que l'embarras du choix. Ces actions d'arrêt
s'exercent aussi bien dans le domaine pathologique que dans le
domaine physiologique, et la thérapeutique médicale les emploie
journellement. Quelques gouttes d'eau jetées à la figure, l'odeur
d'une plume brûlée, la compression de l'ovaire feront disparaître
une attaque de nerfs. Le même effet se produit aussi, même dans
les cas de contractions anciennes et permanentes. Ainsi les contractures des hystériques peuvent cesser par l'irritation du tendon
du muscle contracturé (Richet, *Physiologie des muscles et des
nerfs*, p. 472), par l'immersion dans l'eau froide, etc. La simple
suggestion, telle que celle qu'on produit dans l'état hypnotique,
a suffi pour guérir définitivement des contractures hystériques
anciennes et qui avaient résisté à tous les moyens ordinaires.

2° *Le mouvement en cours d'exécution peut, au lieu d'être interrompu tout à fait, être simplement affaibli ou diminué dans*

1. J'emploie indifféremment dans ce travail les termes *arrêt* ou *inhibition*. C'est
de ce dernier que se sert Brown-Séquard dans ses remarquables recherches sur ce
sujet.

son intensité, sa vitesse ou sa durée. Ce cas rentre en partie dans le précédent et n'a pas besoin d'autre développement. Il n'y a là qu'une différence de degré.

3° *Le mouvement n'est pas empêché, mais il peut être simplement retardé dans son apparition.* Ici il peut se présenter deux cas :

a) Ou bien le mouvement se produit pendant que l'excitation qui le détermine continue encore à se faire. Ainsi je suppose qu'on emploie une excitation tétanisante (une série de chocs d'induction par exemple) appliquée sur un nerf sensitif ou sur la peau ; la contraction réflexe, au lieu de se produire comme d'habitude immédiatement après le début de l'excitation, ne se produit qu'après un temps plus ou moins long. Il est bien entendu que, dans ces expériences, il faut se mettre en garde contre les phénomènes d'*addition latente* et employer d'emblée des excitations d'intensité suffisante pour être efficaces dans les conditions ordinaires. Habituellement, ce cas se combine avec le précédent, en ce sens que la contraction, en même temps qu'elle est retardée, se trouve aussi affaiblie. Quelquefois cependant il arrive que les contractions sont d'autant plus violentes que leur retard est plus prononcé. Les figures 30 et 42 donnent des exemples de ces contractions *retardées.*

b) Ou bien le mouvement se produit après la cessation de l'excitation. Ce cas, qui se présente fréquemment, est très intéressant et mérite toute l'attention de l'expérimentateur. Bien souvent, en effet, on serait tenté de prendre le mouvement produit pour un mouvement volontaire ou spontané et je m'y étais trompé moi-même dans les premiers temps. L'erreur est d'autant plus facile que la forme de ces contractions est absolument identique à celle des contractions qu'on peut considérer comme volontaires. Mais avec un peu d'attention, on se convainc facilement que cette contraction consécutive est sous la dépendance directe de l'excitation. Il faut noter, en outre, que la contraction est bien réellement produite par la cessation de l'excitation tétanisante ; c'est cette cessation qui en est la cause déterminante. C'est ce que démontre bien l'examen du tableau de la page 106 auquel je ne puis que renvoyer.

L'expérience suivante donne un exemple très net de ces *contractions consécutives.* Je détruis sur une grenouille le cerveau (hémisphères et tubercules bijumeaux) avec le scalpel et un stylet mousse; l'hémorrhagie est insignifiante. Le nerf sciatique *droit* est mis à nu et placé sur les électrodes et ce nerf est excité par des courants *constants* interrompus tétanisants. Tant que j'excite ce nerf, il n'y a pas de contraction réflexe dans les muscles de la patte *gauche ;* mais dès que je cesse l'excitation, il se fait un mouvement d'écartement des orteils de la patte gauche, mouvement très régulier. Ce mouvement cesse dès que je recommence à exciter et reprend dès que je cesse l'excitation, et cela plusieurs fois de suite. Le courant était fourni par quatre éléments de pile, d'une force électro-motrice de un Volt, et le nombre des excitations était de 10,5 par seconde. Il ne pouvait s'agir dans ce cas d'actions d'induction unipolaire.

Il peut se faire que l'excitation intermittente produise à la fois des contractions pendant l'excitation et des contractions après la cessation de l'excitation, et j'ai eu occasion de constater le fait plusieurs fois.

Je serais porté à croire que ces contractions consécutives ont été souvent prises pour des contractions volontaires. C'est ainsi que les graphiques donnés par Ch. Richet (*loc. cit.,* fig. 98, 99 et 100) me paraissent rentrer dans cette catégorie, quoique l'auteur les considère comme des tracés de mouvements volontaires. Quelquefois, en effet, elles se produisent assez longtemps (plusieurs secondes) après la cessation de l'excitation (*contractions tardives*), ce qui rend plus facile encore la confusion avec un mouvement volontaire. Il faut remarquer aussi que ces contractions consécutives se montrent non seulement après la cessation de l'excitation électrique, mais encore *après la cessation d'excitations purement mécaniques,* telles que les frottements, les percussions, les piqûres, etc.

Pour l'interprétation de ces faits, je ne puis que renvoyer à ce que j'ai dit page 116. Cette contraction consécutive n'est que le dégagement de la *réserve d'excitation* accumulée dans les nerfs par les actions d'arrêt. Quand ces actions d'arrêt ont moins d'intensité, la contraction, au lieu de se produire *après,* peut se produire *avant* la cessation de l'excitation tétanisante.

4° *Les actions d'arrêt peuvent empêcher un mouvement de se produire.* Il y a là évidemment une difficulté. Quand on excite un nerf dans le but de déterminer une contraction musculaire et que la contraction attendue ne se produit pas, on n'est pas en droit pour cela d'attribuer cette absence de mouvement à une influence d'arrêt. Elle peut tenir en effet à d'autres causes, à une diminution d'excitabilité par exemple ou à une condition expérimentale particulière. Il est cependant des cas dans lesquels le doute n'est pas possible et dans lesquels il s'agit bien évidemment d'actions d'arrêt. C'est ainsi que la frayeur pourra empêcher un mouvement *voulu*, nécessaire même pour le salut de l'individu. Lewison a produit chez le lapin des paralysies réflexes des extrémités postérieures par la contusion des viscères abdominaux. Chez la grenouille, on observe des faits analogues ; je n'ai pas constaté chez elle, il est vrai, de paralysies permanentes ; mais j'ai vu souvent des paralysies temporaires, générales ou partielles, à la suite d'excitations sensitives, en un mot de véritables paralysies réflexes d'inhibition. Ch. Richet a mentionné des faits analogues dans la séance de la Société de biologie du 7 juillet 1883. Il ne serait pas difficile de trouver des cas semblables chez l'homme. Ce qu'on appelle *choc* en chirurgie n'est probablement pas autre chose qu'un phénomène du même ordre, mais avec une généralisation et une intensité exceptionnelles. Un certain nombre de paralysies observées en médecine rentrent évidemment dans cette catégorie et sont dues à la prédominance des actions d'arrêt sous l'influence d'une excitation.

C'est à un fait du même genre qu'il faut rattacher ce qu'on observe dans les expériences mentionnées précédemment sur la contraction réflexe. Quand on applique sur un nerf mixte une excitation faible, un courant électrique par exemple, on obtient, si l'excitation est juste *suffisante*, une contraction *directe*, mais la contraction *réflexe* ne se produit pas ; elle n'a lieu que si on augmente l'intensité de l'excitation. A quelle cause rattacher ce phénomène ? On pourrait être tenté d'invoquer l'excitabilité moindre des nerfs sensitifs ; mais cette opinion a contre elle les faits expérimentaux, les nerfs sensitifs étant au contraire plus excitables que les nerfs moteurs. Il ne peut s'agir non plus d'une *perte* due à la transmission par une longueur plus grande de nerf. Il ne reste donc plus qu'une cause à invoquer, et cette cause, ce sont précisément ces actions d'arrêt.

A ces paralysies par excitation des appareils d'arrêt correspondent les contractures par destruction de ces appareils ou par abolition de leur activité. Ici les faits sont moins connus et plus difficiles à interpréter. Faut-il y faire rentrer le cas suivant qui me paraît du reste intéressant à plusieurs points de vue ? Le 7 mai

1880, je détruis le cerveau chez une grenouille en introduisant
un stylet mousse dans la cavité crânienne. Après l'opération,
l'expérience du coassement de Goltz réussit très bien. L'animal
ne présente rien de particulier les jours suivants ; il a l'attitude
ordinaire des grenouilles privées de cerveau. Le 16 juin, en la
saisissant pour l'examiner, elle est prise d'une contracture tétanique généralisée, mais portant surtout sur les membres postérieurs,
le tronc et la tête ; les membres postérieurs sont raides, étendus,
comme dans l'empoisonnement strychnique ; la tête, au contraire,
est renversée en arrière ; les membres antérieurs sont beaucoup
moins contracturés et encore mobiles, de façon que l'animal marche en se traînant à l'aide des pattes de devant par un mode de
progression très curieux. Cette attaque ne cessa qu'au bout de
quelques minutes. Les jours suivants, le même phénomène se
reproduit ; dès qu'on la touchait, l'attaque tétanique avait lieu.
Mais à partir du 22, elle diminua d'intensité et les accès cessèrent
tout à fait à partir du 25. Le courant constant, quel que fût le sens
du courant, une forte constriction d'un orteil ou d'un doigt, la
suspension de l'animal la tête en bas, n'avaient aucune influence
sur la marche de ces accès tétaniques. Les accès ne se produi-
saient pas dans les jours qui ont suivi immédiatement l'opération.
Ce cas n'est pas le seul que j'aie observé chez la grenouille après
l'extirpation ou la destruction du cerveau ; mais c'est celui dans
lequel les phénomènes se sont montrés avec le plus de netteté.
L'interprétation de ces faits est assez obscure et l'on pourrait
peut-être faire intervenir une excitabilité plus grande des centres
moteurs due à l'inflammation de la moelle consécutive à l'opération ; mais dans ce cas il me semble que ce seraient les centres
moteurs des membres antérieurs qui auraient été pris les premiers et avec le plus d'intensité et non, comme dans le cas actuel,
ceux des membres postérieurs. En outre, les phénomènes n'auraient pas attendu 40 jours pour se montrer. Je crois que dans
ce cas il faut faire intervenir une autre cause. Pendant les 40 jours
qui ont précédé l'attaque, les mouvements de l'animal étaient
normaux et le fonctionnement médullaire régulier. L'équilibre
existait donc entre les actions motrices et les actions d'arrêt, et
jusque-là les appareils d'arrêt contenus dans la moelle suffisaient
pour régulariser l'activité des centres moteurs, la vie motrice de
l'animal étant du reste réduite au minimum. Mais il y avait là un
équilibre instable, la destruction des appareils d'arrêt cérébraux

créant au profit des actions motrices une inégalité qui pouvait se
révéler d'un moment à l'autre. Que ces actions motrices médullaires vinssent à s'exagérer pour une cause quelconque, les influences modératrices de la moelle ne devaient plus suffire à les
contre-balancer et les phénomènes convulsifs devaient se produire. Pourquoi maintenant ces phénomènes ne se sont-ils montrés que le quarantième jour et pourquoi ont-ils duré 10 jours
seulement? La réponse est assez difficile et je n'entamerai pas
une discussion sur ce point. Je ne veux retenir de cette expérience qu'un seul fait, c'est l'influence de la destruction des appareils d'arrêt cérébraux sur la production des contractures.

Dans cette hypothèse, de même qu'on est conduit à admettre
des paralysies par abolition de l'activité des appareils moteurs et
des paralysies par augmentation d'activité des appareils d'arrêt,
il faudrait admettre aussi des contractures par augmentation d'activité des appareils moteurs et des contractures par diminution
d'activité des appareils d'arrêt. Il y a là une distinction qui pourra
sans doute trouver son application en clinique et sur laquelle doit
se porter l'attention des médecins.

5° *Les actions d'arrêt peuvent modifier la forme de la contraction.* La forme de la contraction dépend de son amplitude et de
sa vitesse et des modifications de cette vitesse et de cette amplitude à chaque instant de la contraction. Or ces modifications,
comme on l'a vu plus haut, peuvent être produites par des actions
d'arrêt. Il me paraît difficile d'expliquer autrement les formes
variables et multiples de la contraction et du tétanos réflexes.
Lorsqu'on voit une excitation tétanisante produire, au lieu de la
courbe pure et régulière du tétanos classique, une courbe inégale
comme amplitude et variable comme forme, on est bien obligé
d'admettre qu'à certains moments l'excitation tétanisante se trouve
annulée, contre-balancée, en tout ou en partie, par une cause
agissant en sens contraire, et quel autre nom donner à cette
cause que le nom d'action d'arrêt ou d'inhibition?

Dans cette théorie, tous les faits s'expliquent d'eux-mêmes et
s'enchaînent facilement. C'est ainsi que, comme on l'a vu plus
haut, pour un certain degré d'excitation, la contraction réflexe ne
se produit pas; dans ce cas, elle est enrayée totalement par les
actions d'arrêt. Pour un degré d'excitation plus fort, mais faible
encore, les influences d'arrêt ne suffisent plus pour contre-balancer
les actions motrices déjà plus puissantes, et la contraction réflexe

10

se produit, quoique peu intense encore ; puis à mesure que l'excitation augmente de force, les influences motrices prédominent de plus en plus et la contraction réflexe, augmentant toujours d'intensité, se rapproche de plus en plus de la contraction directe, de façon qu'on peut obtenir tous les degrés de transition. Mais n'y a-t-il pas là toujours la même cause, c'est-à-dire cette influence d'arrêt qui peut, soit empêcher la contraction réflexe, soit, quand elle n'est pas assez puissante pour cela, en modifier simplement les caractères, et n'est-on pas en droit de dire, comme j'ai cru pouvoir le faire, que la contraction réflexe n'est qu'une contraction directe modifiée par des actions d'arrêt ?

6° *Les actions d'arrêt peuvent diminuer l'excitabilité motrice de la substance nerveuse.* Cette diminution d'excitabilité peut s'observer aussi bien sur les centres nerveux que sur les nerfs périphériques. Ces faits ont déjà été mentionnés en particulier par Brown-Séquard. J'ai constaté moi-même plusieurs fois une diminution de l'excitabilité motrice de la moelle sous l'influence de la préparation des nerfs de la patte du même côté. Un fait de ce genre a déjà été indiqué page 115. La figure 50 en donne un exemple (voir page 127). Le nerf d'une des pattes était mis à nu et placé sur les électrodes pour pouvoir l'exciter directement ; le nerf de l'autre patte restait intact. Dans ces conditions l'excitation de la moelle donnait des contractions dans les deux gastro-cnémiens droit et gauche ; mais, tandis que les contractions du gastro-cnémien dont le nerf n'avait pas été touché avaient l'amplitude normale (ligne inférieure), celle du gastro-cnémien opposé (ligne supérieure), dont le nerf avait été préparé, étaient très faibles et à peine indiquées ; quelquefois même elles manquaient tout à fait. Ceci ne pouvait tenir à une diminution d'excitabilité du nerf moteur lui-même par la préparation, car en l'excitant directement, les secousses obtenues avaient la même amplitude que celle du gastro-cnémien du côté opposé.

Pour les nerfs périphériques, les expériences de Wundt et de Richet parlent dans le même sens.

7° *Il peut se produire, au lieu d'un raccourcissement, un allongement réflexe du muscle sous l'influence d'une excitation.* Ces faits n'ont pas été étudiés jusqu'ici, à ma connaissance du moins, car l'allongement admis par Gad au début de la contraction musculaire est un phénomène d'un tout autre ordre. J'ai constaté ce fait dans une expérience que je donnerai à cause de l'importance théorique qu'elle présente. Une grenouille à cerveau intact est préparée de la façon ordinaire sur la planchette du myographe de Marey; le tendon du gastro-cnémien gauche est attaché au levier du myographe. Les électrodes métalliques sont recouvertes de fragments d'éponge imbibée d'eau salée et appliquées sur la membrane natatoire de la patte droite. Je fais passer alors les courants tétanisants de l'appareil de Du Bois-Reymond avec une intensité = 30. Au moment où l'excitation a lieu, ou plutôt un peu après son début, comme on peut le voir sur la figure 56, où

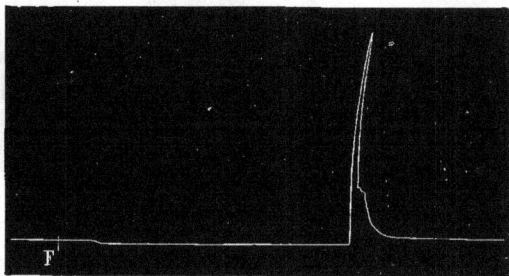

Fig. 56. — Allongement réflexe du muscle sous l'influence d'une excitation.

F indique le début de l'excitation tétanisante, il ne se produit rien autre chose qu'un très léger allongement du muscle, bien visible sur le tracé ; puis au moment de la cessation de l'excitation tétanisante, ou plutôt un peu après, il se produit une violente secousse réflexe. Avec l'extra-courant, le même fait se reproduisit, mais une seule fois, tandis qu'il se montrait constamment avec les courants induits. La secousse de rupture produite par l'extra-courant était plus forte, quelquefois double et s'accompagnait d'un cri. Je sectionnai alors les hémisphères en respectant les tubercules bijumeaux; dans ces nouvelles conditions, l'excitation tétanisante ne produisit plus ni allongement à la fermeture, ni contraction à la rupture; seulement au début de l'excitation tétanisante, la grenouille se mit à coasser et le coassement continua tout le temps de l'excitation pour cesser avec cette excitation elle-même. Je sectionnai alors en arrière des tubercules bijumeaux ; la section fut suivie d'un raccourcissement considérable permanent et l'excitation tétanisante de la peau détermina alors une contraction tétaniforme réflexe (fig. 57), qui commença de suite après le début de l'excitation, F, et se continua un certain temps après sa cessation, R.

J'ai cité cette expérience dans son entier parce qu'elle me paraît instructive au point de vue des phénomènes d'arrêt. Il me semble que l'interprétation en est la suivante. A l'état normal, les muscles ont toujours un certain degré de tension (tonicité musculaire) qui n'est pas autre chose qu'une contraction réflexe légère, permanente, due très probablement à l'excitation incessante des cellules motrices de la moelle par les nerfs sensitifs

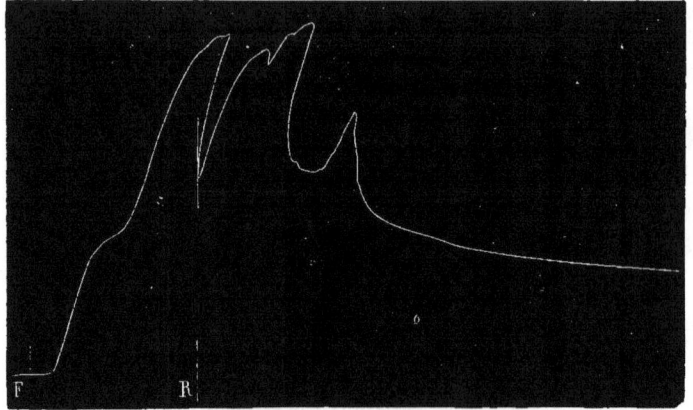

Fig. 57. — Contraction réflexe tétaniforme consécutive à l'excitation de la peau.

(musculo-tendineux ?). Sous l'influence de l'excitation électrique de la peau, les appareils d'arrêt et les centres moteurs sont excités à la fois ; mais l'action des premiers prédominant dans ce cas, on a une diminution d'activité des centres moteurs et un relâchement du muscle ; puis l'excitation cessant, les influences d'arrêt cessent d'agir et les phénomènes d'addition latente se produisant dans les centres moteurs, la contraction consécutive a lieu à la fin de l'excitation. Après la section des tubercules bijumeaux, c'est-à-dire après la suppression d'une grande partie des appareils d'arrêt, ce qui reste de ces appareils dans la moelle ne suffit plus pour contre-balancer l'activité des centres moteurs ; cette activité devient prédominante ; de là le raccourcissement considérable consécutif à la section et ensuite la contraction réflexe tétaniforme qui accompagne l'excitation.

On se demandera pourquoi ces actions d'arrêt se produisent avec telle excitation et non avec telle autre. Il est difficile de répondre à cette question ; nous ne pouvons que constater le fait. Il y a là peut-être une différence d'excitabilité des deux espèces d'appareils. Ainsi, dans cette expérience, l'extra-courant détermina une seule fois un léger allongement du muscle à la fermeture, une autre fois un très léger raccourcissement, dans les autres cas rien du tout, tandis que la cessation de l'excitation s'accompagnait toujours d'une secousse et d'un cri.

Telles sont, en se basant sur l'examen des faits, les sept catégories dans lesquelles on peut faire rentrer, au moins jusqu'à nouvel ordre, les phénomènes d'arrêt, en tant qu'il s'agit de phénomènes de mouvement.

Étudions maintenant leurs caractères généraux en nous arrêtant spécialement sur les points les plus importants.

Le *point de départ* des actions d'arrêt peut se trouver soit dans les centres nerveux, soit dans les nerfs périphériques.

Pour les centres nerveux, les faits sont aujourd'hui bien connus depuis les expériences de Setschenow et des auteurs qui l'ont suivi. L'excitation directe de ces centres détermine des actions d'arrêt et une diminution d'activité des phénomènes moteurs. Cette excitation peut du reste être soit électrique, soit chimique, soit mécanique et le même effet peut être produit, d'après Weill et Luchsinger, par la dyspnée et le manque d'oxygène dans le sang. Tout le monde sait du reste l'influence paralysante de certaines émotions sur les mouvements.

Mais dans les conditions physiologiques ordinaires, le point de départ se trouve habituellement dans la périphérie sensitive. Toute excitation sensitive peut, dans certaines conditions, déterminer des actions d'arrêt. Le fait a été démontré pour les nerfs de la sensibilité générale, pour les nerfs des sens spéciaux, pour les nerfs tendineux, pour les nerfs sympathiques et toutes mes expériences le confirment. D'après Setschenow, il est vrai, les sensations purement tactiles ne produiraient jamais de phénomènes d'arrêt ; pour lui, il faut que la sensation s'élève jusqu'à la douleur ; mais l'observation donne un démenti à cette assertion et il n'est même pas besoin pour cela d'une expérience bien délicate. Je me contenterai de citer un seul fait. Comment expliquer autrement que par une action d'arrêt l'expérience suivante, bien connue du reste, et que chacun peut répéter facilement. Si vous prenez une grenouille intacte bien vivace, et que vous essayiez de la mettre sur le dos, elle se retourne immédiatement ; mais si vous la maintenez un certain temps dans cette position et que vous souleviez la main, elle y reste quelques minutes sans faire un mouvement. Il n'y a pourtant là que des excitations tactiles très légères et pas d'excitations douloureuses. On pourrait, il est vrai, invoquer une autre interprétation et admettre que l'immobilité de l'animal tient à la frayeur ou au sentiment qu'il a de son impuissance au bout de quelques efforts infructueux. Mais ce qui prouve que ces causes ne suffisent pas, c'est que l'expérience ne réussit pas quand au lieu de maintenir l'animal sur le dos avec la main, on l'y maintient avec un linge recouvert d'une capsule de verre ou de porcelaine; dès qu'on soulève la capsule, la grenouille se retourne immédiatement. Pour qu'elle conserve la situation anormale qui lui a été donnée, il faut que des contacts légers, que des pressions multiples, telles qu'elles peuvent être faites par la main, répondent aux tentatives de l'animal et en enrayent les contractions. Du reste, ce qui prouve bien que la frayeur ou tout autre acte intellectuel ne sont pour rien dans le phénomène, c'est que l'expérience réussit très bien et plus facilement encore sur les grenouilles privées d'hémisphères. Il serait bien facile d'ailleurs de trouver d'autres exemples d'actions d'arrêt consécutives à des excitations tactiles.

Je parlerai plus loin des actions d'arrêt dans les nerfs moteurs périphériques.

Les *conditions* dans lesquelles se produisent les actions d'arrêt et qui en déterminent les caractères d'apparition, de durée, d'intensité, etc., sont très imparfaitement connues, et jusqu'ici il m'a été impossible de trouver, je ne dirai pas une loi, mais simplement un fil conducteur qui permît de se guider et de se reconnaître. L'étude attentive des expériences antérieures ne peut conduire non plus à aucun résultat positif à ce point de vue. L'acte le plus étudié jusqu'à présent, l'arrêt du cœur par l'excitation du pneumo-gastrique, est encore aussi obscur pour nous que le premier jour, et cependant c'est un phénomène que nous pouvons reproduire à coup sûr et graduer à volonté, et il est loin d'en être ainsi pour la plupart des actions d'arrêt.

Je ferai remarquer que dans les cas énumérés ci-dessus, les actions d'arrêt peuvent se présenter sous deux conditions différentes. Tantôt c'est la même excitation nerveuse qui détermine à la fois des actions motrices et des actions d'arrêt, ces dernières pouvant simplement affaiblir ou au contraire empêcher les pre-

mières ; tantôt l'excitation nerveuse qui détermine l'action d'arrêt
agit sur un mouvement produit par un autre nerf ou par une
autre région nerveuse. Dans le premier cas, un seul point nerveux est excité ; dans le second, l'excitation motrice et l'excitation
modératrice partent de deux nerfs différents, et la seconde agit
à distance sur la première. C'est cette seconde catégorie d'actions
d'arrêt qui a été la plus étudiée ; mais la première n'en existe pas
moins et on en trouve un exemple dans l'excitation des nerfs
périphériques.

Cette question mérite de nous arrêter un instant à cause de
l'importance qu'elle présente pour la théorie générale de l'innervation. Je n'ai pas à revenir sur les nerfs sensitifs périphériques ;
j'en ai parlé plus haut à plusieurs reprises à propos de la contraction
réflexe. J'ai montré, je crois, que toutes les fois qu'on excite un nerf
sensitif, la forme de la contraction réflexe qui succède à l'excitation est due au dégagement d'influences d'arrêt. Mais ces influences d'arrêt se produisent très probablement beaucoup plus dans
les centres nerveux, dans les cellules ganglionnaires, que dans les
filets nerveux eux-mêmes. Pour savoir si des actions d'arrêt se
produisent dans les nerfs périphériques eux-mêmes, il fallait donc
s'adresser aux nerfs moteurs, de façon que la transmission nerveuse n'eût pas à se faire à travers des cellules. Les premières
recherches de ce genre, à ma connaissance du moins, ont été
faites par Wundt. J'en donnerai un bref résumé à cause de leur
importance.

Quand on excite un nerf par un courant constant, il se produit
à l'anode une *onde d'arrêt* (*Hemmungswelle*) qui se reconnaît à
la diminution de l'excitabilité du nerf et qui se propage lentement
des deux côtés de l'anode en diminuant graduellement d'intensité
et de vitesse ; en même temps se produit *au cathode* une *onde
d'excitation* (*Erregungswelle*) qui se propage des deux côtés du
cathode avec une vitesse et une intensité plus grandes. Un nerf
excité se trouve donc parcouru à la fois par une onde d'arrêt et
par une onde d'excitation, et son excitabilité qui se mesure par l'amplitude de la contraction, par sa durée et par la durée de la période
d'excitation latente n'est que la résultante algébrique de ces deux
actions contraires. A la *rupture* du courant, les effets inverses
se produisent. C'est au cathode que se montre l'onde d'arrêt, à
l'anode, l'onde d'excitation, sauf pour les courants faibles pour
lesquels l'onde d'arrêt de fermeture persiste encore à l'anode.

Partant de ces principes, Wundt formule ainsi les lois de l'excitation nerveuse pour la fermeture et pour la rupture du courant.

« L'excitation extérieure qui se produit par suite de la fermeture du courant est une fonction des actions excitantes et des actions d'arrêt que ce courant détermine. Les valeurs positives de cette fonction sont comprises entre des limites de temps qui dépendent de la force et de la direction du courant, de sorte que la fonction ne commence à avoir une valeur positive qu'un certain temps très court après la fermeture, et ne prend une valeur négative qu'après un temps plus long.

« L'excitation extérieure qui se produit par suite de la rupture du courant est une fonction en premier lieu des actions excitantes qui sont liées à la compensation des actions d'arrêt produites pendant la fermeture, et en second lieu des actions d'arrêt qui persistent en partie à l'anode et s'accumulent en partie au cathode. La force, la durée et le moment d'apparition de l'excitation de rupture dépendent, suivant la force et la durée du courant, de la vitesse de cette compensation et de l'intensité de l'arrêt à l'anode et au cathode. Cette excitation manque quand l'arrêt ne disparaît que lentement (courants faibles); son apparition est retardée quand l'arrêt accumulé pendant la fermeture persiste longtemps à une intensité notable (courants ascendants après une longue fermeture); enfin sa durée est allongée quand l'arrêt de fermeture est intense et nécessite un temps plus long pour sa compensation (tétanos de rupture). »

Je ne veux pas entrer dans plus de détails sur ces recherches de Wundt; je ne puis que renvoyer à son travail déjà cité et en particulier au chapitre IV (page 223) dans lequel l'auteur donne les courbes de l'excitation et de l'arrêt et de la marche de ces deux actions contraires dans les nerfs à la suite d'une excitation. La seule chose qui m'intéresse ici et sur laquelle je ne saurais trop appeler l'attention, c'est ce fait fondamental *que dans un nerf excité il se produit en même temps deux actions contraires, une excitation et un arrêt et que l'effet de l'excitation n'est que la résultante de ces deux actions.*

C'est ici le lieu de rappeler les différences que j'ai signalées dans le cours de ce travail entre la contraction du muscle curarisé et la contraction du muscle intact (contraction musculo-directe et névro-directe). Ces différences ne peuvent-elles pas s'expliquer par l'existence d'actions d'arrêt dans la contraction névro-directe,

par leur absence dans la contraction du muscle curarisé ? Si dans
ce dernier le raccourcissement consécutif persiste plus longtemps
après la cessation de l'excitation (page 87), si, quand on continue l'excitation tétanisante, le raccourcissement tétanique dure
plus longtemps (p. 88), si ce tétanos est plus régulier (p. 88),
n'est-ce pas parce que les actions d'arrêt faisant défaut ne viennent pas enrayer le raccourcissement ; et n'est-ce pas à la même
cause qu'il faut rattacher l'absence de contraction initiale (p. 88) ?
L'existence d'actions d'arrêt dans les nerfs explique au contraire
la rareté du tétanos de fermeture et du tétanos de rupture dans
la contraction névro-directe (p. 91), et l'existence de ces secousses additionnelles que j'ai décrites dans la première partie de
ce travail (p. 100).

Je ne veux pas entrer ici dans le détail de tous les phénomènes
d'arrêt, ni dans la discussion des théories diverses qui ont été
données de ces phénomènes. Il est cependant certaines questions
auxquelles je suis forcément amené et que les considérations
précédentes peuvent servir à interpréter.

Une première question est la suivante. Les phénomènes d'arrêt se
passent-ils dans des appareils particuliers ou bien les actions d'arrêt
et les actions motrices ont-elles pour siège les mêmes éléments ?

La première opinion a été adoptée par la plupart des physiologistes. C'est ainsi qu'on a admis dans l'appareil nerveux cardiaque
des ganglions excitateurs et des ganglions modérateurs ; c'est
ainsi qu'on a reconnu dans l'encéphale, puis dans la moelle,
l'existence de centres d'arrêt distincts et indépendants. Cette opinion devenue presque classique, a cependant été combattue, surtout dans ces derniers temps. Pour H. Munk, Heidenhain, Bubnoff,
Wegele, ce sont les mêmes éléments qui sont le siège des deux
actions. Cette opinion trouve un appui dans les recherches de
Wundt, et mes expériences me porteraient aussi à me ranger de
ce côté. Si, comme on vient de le voir, des actions d'arrêt se
passent dans les nerfs périphériques et en particulier dans les
nerfs moteurs, il est bien difficile d'admettre dans ces nerfs deux
ordres de filets nerveux, des nerfs excitateurs et des nerfs d'arrêt.
Je rappellerai du reste que, tout récemment, l'existence dans le
cœur de ganglions distincts pour l'excitation et pour l'arrêt a été
combattue par Lowit. Je serais donc porté à admettre que les
deux actions se passent dans les mêmes éléments.

Dans cette hypothèse, toute excitation nerveuse détermine-

rait dans le nerf excité deux modifications de sens contraire :
une modification *positive,* pouvant agir à son tour comme excitant sur la substance nerveuse voisine et ainsi de proche en
proche jusqu'au muscle, et une modification *négative*[1] qui tend
à détruire ou à annuler la première ; et, suivant que l'une ou
l'autre de ces modifications prédomine, on aura ou bien un mouvement, ou bien un affaiblissement (ou un arrêt) de ce mouvement.
On retrouve déjà des traces de ces phénomènes d'arrêt dans les
nerfs moteurs ; mais c'est surtout dans les centres nerveux, là où
se rencontrent les cellules ganglionnaires, qu'ils se montrent avec
le plus d'intensité, et cette intensité augmente à mesure qu'on
excite des parties de plus en plus élevées de l'axe nerveux. Aussi
le résultat des excitations est-il d'autant plus variable que ces
phénomènes d'arrêt sont plus marqués, et on s'explique ainsi les
contradictions apparentes qui existent dans les expériences d'excitation du cerveau et les effets différents qu'on obtient d'un moment
à l'autre dans le cours d'une expérience. L'hypothèse précédente
donne la clef de ces variations inexplicables qui ont fait jusqu'ici
le désespoir des expérimentateurs. Peut-être pourrons-nous les
interpréter plus tard, quand nous connaîtrons mieux les lois qui
régissent les phénomènes d'arrêt.

Il peut sembler étrange au premier abord qu'une même action
excitante puisse ainsi dégager deux influences contraires et surtout que ces deux influences aient leur siège dans les mêmes éléments anatomiques, dans la même substance. Mais, en y réfléchissant, la chose n'a rien d'invraisemblable. Il est évident que, dans
l'ignorance absolue où nous sommes du processus intime des
actions nerveuses, nous ne pouvons faire aucune hypothèse plau-
sible sur la coexistence des actions motrices et des actions d'arrêt.
On peut invoquer également une modification chimique, une
variation électrique, une vibration ondulatoire ou tout autre
mouvement moléculaire, mais toute démonstration rigoureuse
est impossible. On me permettra cependant une comparaison qui
peut faire comprendre jusqu'à un certain point cette simultanéité
d'actions contraires. Supposons par exemple une substance chimique instable dont la décomposition donne naissance à deux
corps dont l'un puisse agir comme excitant, soit pour fixer les
idées, un acide et une base, l'acide agissant comme excitant. Si

1. J'emprunte ces termes à Wundt.

l'acide est dégagé en excès, l'excitation a lieu ; si la base est dégagée en quantité suffisante pour neutraliser l'acide, l'excitation
ne se fait pas ; si sa quantité ne suffit qu'à neutraliser une portion
de l'acide dégagé, l'excitation a encore lieu, mais affaiblie. Quant
à la quantité d'acide et de base dégagés, elle peut tenir soit à la
composition même de la substance à un moment donné, soit au
degré d'alcalinité du milieu. On pourrait tout aussi bien, dans
l'hypothèse mécanique, imaginer un système élastique donnant
aussi naissance à des actions contraires, ou, dans l'hypothèse physique, un système électrique ou magnétique analogue. Il suffit de
montrer que la chose en soi n'a rien d'inadmissible.

Je n'ai parlé jusqu'ici que des actions d'arrêt qui s'exercent sur
les fonctions motrices. Mais le phénomène peut et doit être envisagé à un point de vue beaucoup plus général. Si toute stimulation détermine à la fois dans la substance nerveuse des phénomènes d'excitation et des phénomènes d'arrêt, cet arrêt pourra
s'exercer sur toute manifestation, quelle qu'elle soit, de l'activité
nerveuse et ne se limitera pas à l'activité motrice. C'est en effet
ce qu'on observe, quoique cette catégorie de phénomènes ait été
moins étudiée. Les sécrétions, par exemple, sont soumises aux
mêmes influences d'arrêt et les cas de ce genre sont connus de
tous les expérimentateurs. Pour la sécrétion salivaire même, le
fait est d'observation courante. Mais des phénomènes analogues
se constatent pour toutes les sécrétions. Ainsi l'excitation des
nerfs sensitifs de l'uretère par l'introduction d'une canule arrête
pendant quelques heures la sécrétion urinaire, comme je l'ai vu
chez le lapin. Il en est de même pour la sécrétion pancréatique,
la sécrétion biliaire, etc.

L'étude attentive des phénomènes de sensibilité conduirait aux
mêmes conclusions, et il ne serait pas difficile de relever un certain nombre de faits tenant certainement aux influences d'arrêt.
Des anesthésies et des analgésies, soit locales, soit générales,
peuvent être observées à la suite d'irritations périphériques et ne
peuvent guère s'interpréter que de cette façon. Je me contenterai
de rappeler ici les recherches récentes de Brown-Séquard sur
l'anesthésie générale provoquée par l'irritation de la muqueuse
du larynx par un courant d'acide carbonique. On trouverait facilement dans la thérapeutique usuelle des cas qui rentreraient dans
cette catégorie de phénomènes et sur lesquels le temps ne me
permet pas d'insister.

Mais on peut faire encore un pas de plus. Si, comme les faits précédents tendent à le démontrer, la coexistence dans la substance nerveuse d'actions excitantes et d'actions d'arrêt est une loi générale, et si la manifestation qui succède à une stimulation nerveuse n'est que la résultante de deux influences contraires, les éléments nerveux dont l'activité accompagne ou détermine les processus psychiques ne doivent pas échapper à cette nécessité. Quelle que soit l'idée qu'on se fasse des phénomènes intellectuels et de leur mode de production, on ne peut nier, à quelque école philosophique qu'on appartienne, la relation étroite qui rattache ces phénomènes au fonctionnement cérébral. Aussi, dans la théorie émise plus haut, on est forcé d'admettre l'intervention des actions d'arrêt dans les phénomènes psychiques comme dans les fonctions sécrétoires, sensitives ou motrices. On ne voit pas en effet pourquoi la substance corticale des hémisphères se distinguerait à ce point de vue de la substance nerveuse des autres régions. Il n'est pas difficile du reste de trouver des exemples d'actions d'arrêt dans les phénomènes de l'intelligence ; je dirai même plus : cette hypothèse éclaire d'un jour nouveau le mécanisme des fonctions psychiques et permet d'interpréter un grand nombre de faits qui sans cela restent absolument inexplicables. Je ne suis pas le premier d'ailleurs à faire jouer aux actions d'arrêt un rôle dans les phénomènes de cet ordre. On a dit déjà que la volonté est une action d'arrêt. Mais jusqu'ici, à mon avis, le problème n'a pas été envisagé à son véritable point de vue, et c'est là surtout ce que je voudrais indiquer.

Le fait essentiel, primordial, qui domine toute la question, c'est cette dualité qui se trouve au fond de tout acte psychique ; c'est cette double tendance, à l'activité d'une part, à l'arrêt de cette activité d'autre part, qui fait que l'acte psychique n'est que la résultante de ces deux tendances contraires.

Transportez cette action d'arrêt dans le domaine de la conscience, traduisez-la en langage philosophique et vous aurez l'hésitation qui accompagne un mouvement volontaire ou une détermination intellectuelle ; dans la sphère émotive, vous aurez les fluctuations et les alternatives de la passion, ou, dans la sphère de la spéculation pure, les réserves du doute métaphysique. Notre vie intellectuelle n'est qu'une lutte perpétuelle entre ces deux tendances, impulsion et arrêt ; *homo duplex.*

Ces deux tendances n'ont pas la même intensité relative chez tous les individus, et la part de l'impulsion et de l'arrêt présente des variations qui, au point de vue moral, déterminent chez l'homme le *caractère*. La prédominance des actions impulsives donne les caractères résolus, celle des actions d'arrêt les caractères indécis et circonspects.

Je me contenterai de ces considérations. Je n'ai pas voulu étudier ici tous les phénomènes intellectuels, quelque intéressante que puisse être cette étude; il m'a suffi d'indiquer à grands traits le rôle des phénomènes d'arrêt dans les actes psychiques.

Avant de terminer, je voudrais cependant essayer d'appliquer à la clinique les notions développées plus haut sur les actions d'arrêt. Si, comme les recherches mentionnées dans ce travail semblent le démontrer, l'on doit admettre qu'à toute excitation de la substance nerveuse correspondent deux sortes de modifications contraires, la façon dont on doit envisager la pathologie nerveuse sera profondément modifiée.

Soit un centre moteur par exemple. L'activité de ce centre pourra, sous une influence morbide quelconque, être soit abolie, soit surexcitée, de façon à produire, dans le premier cas, une paralysie de la motilité, dans le second, une contracture ou une convulsion. Mais si, dans ce centre moteur, il faut admettre la coexistence d'actions motrices et d'actions d'arrêt, les phénomènes se compliquent. Ces actions d'arrêt, sous une influence morbide, pourront être soit abolies, soit exagérées et produire ainsi soit des convulsions, soit des paralysies, tout à fait différentes quant au mode de production des convulsions et des paralysies ordinaires. On voit dans cette hypothèse comment se pose le problème dans les troubles de la motilité d'origine nerveuse. En présence d'une paralysie, on devra se demander si cette paralysie tient à une abolition des actions motrices ou à une prédominance des actions d'arrêt. De même une contracture pourra reconnaître pour cause soit une exagération des actions motrices, soit une abolition des actions d'arrêt.

Les faits répondent-ils à cette vue théorique? Il me semble difficile de le nier. *Expérimentalement*, on a vu plus haut qu'on peut produire des paralysies motrices par l'exagération des influences d'arrêt. Les contractures par abolition des actions d'arrêt sont beaucoup moins connues; les faits que j'ai observés et dont l'un a été mentionné plus haut (p. 143) me paraissent cependant rentrer dans cette catégorie. *Cliniquement*, on connaît déjà un certain nombre de faits semblables et une fois l'attention des praticiens éveillée sur ce sujet, il n'est pas douteux pour moi que ces faits ne se multiplient et ne deviennent d'observation courante. Il me suffira ici de mentionner les arrêts du cœur ou le ralentissement de ses battements sous l'influence de l'excitation du pneumo-gastrique ou de ses centres d'origine. Une partie des manifestations multiples de l'hystérie, la plupart des phénomènes si curieux de l'hypnotisme provoqué me paraissent aussi devoir être rattachés à des troubles dans le fonctionnement des actions d'arrêt de l'innervation centrale. Je ne puis m'étendre sur ce sujet qui mériterait à lui seul une étude spéciale. J'ai voulu seulement poser quelques indications générales et appeler sur cette question l'attention des médecins en les engageant à étudier à ce point de vue les faits qu'ils auraient occasion de rencontrer.

Je terminerai en donnant les conclusions principales qui dérivent de ce travail. Je rangerai ces conclusions sous trois catégories : contraction musculaire, phénomènes d'arrêt, phénomènes psychiques.

A. — Contraction musculaire.

1° La *secousse musculaire directe* présente la même forme, sauf quelques variations légères, quel que soit le point excité, muscle, nerf moteur ou racine motrice.

2° La forme de la secousse directe reste la même, quelle que soit la nature de l'excitation, sauf en ce qui concerne le raccourcissement consécutif (tétanos de fermeture ou de rupture).

3° Le tétanos de fermeture et de rupture ne se montre qu'avec les courants constants et l'extra-courant et non avec les chocs d'induction simples.

4° Le *tétanos musculo-direct* se distingue du tétanos névro-direct par quelques caractères; le raccourcissement persiste plus longtemps après la cessation de l'excitation; il dure aussi plus longtemps quand on continue l'excitation tétanisante; enfin il s'en distingue par l'absence de contraction initiale qui se présente fréquemment dans le tétanos névro-direct.

5° Le muscle curarisé est moins excitable pour les courants induits tétanisants que le nerf moteur; c'est l'inverse avec les courants constants interrompus.

6° Dans une série de *secousses névro-directes* isolées produites par des excitations intermittentes assez rapprochées, les secousses initiales et terminales se distinguent fréquemment par leur amplitude soit plus grande, soit plus faible, des secousses intermédiaires. Dans certaines conditions on observe une secousse additionnelle supplémentaire à la fin de la série d'excitations.

7° La forme de la secousse névro-directe ne varie pas, que le nerf soit ou non en connexion avec la moelle.

8° La secousse produite par la section ou par la ligature rapide du nerf moteur est identique comme forme à la secousse produite par l'excitation électrique.

9° L'élongation lente du nerf moteur ne produit aucune secousse; brusque, elle détermine une série de secousses irrégulières.

10° Le tétanos par l'excitation mécanique intermittente du nerf moteur est identique comme forme au tétanos produit par l'excitation électrique.

11° La *contraction radico-directe* (secousse ou tétanos) a la même forme que la contraction névro-directe.

12° La *contraction réflexe* offre des caractères qui la différencient de la contraction directe, qu'elle se présente sous la forme de secousse ou sous la forme de tétanos.

13° La contraction réflexe exige pour se produire une intensité d'excitation supérieure à celle qui détermine une contraction directe.

14° La *secousse réflexe* présente la même forme, sauf quelques variations légères, quel que soit le point excité, périphérie sensitive, nerf sensitif ou racine sensitive.

15° La secousse réflexe se distingue de la secousse directe par son amplitude moindre, sa durée plus longue, l'augmentation de la période d'excitation latente et par l'existence plus fréquente d'un certain degré de contracture consécutive.

16° Le *tétanos réflexe*, ou mieux la contraction tétaniforme qui se produit sous l'influence des excitations tétanisantes, présente une forme beaucoup plus variable que le tétanos direct et n'a jamais la régularité typique de ce dernier.

17° Le tétanos réflexe peut se présenter tantôt sous la forme de secousse simple, quelquefois allongée comme celle des muscles lisses, tantôt sous celle de secousses irrégulières plus ou moins fusionnées, tantôt sous celle de tétanos incomplet, plus rarement enfin sous celle de véritable tétanos, mais qui, même dans ce cas, n'en a jamais la régularité classique.

18° Le tétanos réflexe apparaît plus tard que le tétanos direct et ne se montre très souvent qu'après la cessation de l'excitation tétanisante, à moins que cette excitation ne soit prolongée très longtemps.

19° La durée du tétanos réflexe est indépendante, dans de certaines limites, de la durée de l'excitation tétanisante. Du reste, d'une façon générale, il n'y a pas entre l'excitation et le tétanos réflexe l'étroite relation qui existe entre l'excitation et le tétanos direct.

20° La strychnine modifie la forme du tétanos réflexe et lui imprime les caractères du tétanos direct.

21° Les excitations mécaniques déterminent plus difficilement le tétanos réflexe quand elles sont portées sur le nerf que quand elles sont portées sur la peau ou sur la périphérie sensitive.

22° Les excitations électriques portées sur la peau déterminent plus difficilement les contractions réflexes que les excitations mécaniques ou chimiques.

23° D'une façon générale, les contractions réflexes se produisent d'abord dans les muscles des épaules, du tronc et des bras, puis dans les fléchisseurs de la patte, et en dernier lieu dans le gastro-cnémien. Il faut noter cependant qu'il y a un certain rapport entre les muscles qui se contractent et le point excité.

24° Avec les excitations chimiques de la peau, la contraction réflexe a plus de tendance à prendre la forme du tétanos qu'avec les autres modes d'excitation.

25° Les contractions viscéro-réflexes produites par les excitations mécaniques ont plus de tendance à prendre la forme tétanique que celles qui sont produites par les excitations électriques.

26° L'excitation du cœur, de l'estomac et de l'intestin détermine facilement des contractions réflexes.

27° L'excitation des poumons n'a pas déterminé de contractions réflexes.

28° Il n'existe pas jusqu'ici de loi qui permette d'expliquer les variations de forme de la contraction musculaire réflexe et on ne peut constater aucune relation évidente entre ces formes et les conditions de l'excitation.

29° Les conditions qui déterminent la forme de la contraction réflexe doivent être cherchées dans les centres nerveux.

30° En employant des courants d'intensité moyenne, la fusion des secousses a lieu plus rapidement quand on excite le nerf moteur que quand on excite directement la moelle et le *tétanos mé-dullaire* s'arrête beaucoup plus vite que le tétanos névro-direct.

31° Chez la grenouille, par l'excitation de la moelle comme par celle du nerf moteur, le nombre des secousses est toujours égal au nombre des excitations.

32° En employant des courants faibles, on ne peut produire, par l'excitation de la moelle, le tétanos classique que quand on excite la région d'origine des racines motrices.

33° L'excitation des autres régions de l'axe nerveux ne produit que des secousses incomplètement fusionnées.

34° Ces secousses prennent plus facilement la forme tétanique quand on excite les parties supérieures de l'axe nerveux.

35° La *contraction centrale* présente de grandes analogies de forme avec la contraction réflexe.

36° La forme de la contraction volontaire, autant qu'on peut être certain chez la grenouille d'avoir affaire à un mouvement volontaire, paraît identique à celle de la contraction réflexe.

B. — *Phénomènes d'arrêt.*

1° Les phénomènes d'arrêt qui se passent dans la substance nerveuse peuvent être rangés dans les catégories suivantes, pour ce qui concerne les fonctions motrices :

a) Les actions d'arrêt peuvent interrompre un mouvement commencé, que ce mouvement soit volontaire, automatique ou réflexe ;

b) Le mouvement, sans être interrompu, peut être simplement diminué dans son intensité, sa vitesse ou sa durée ;

c) Le mouvement peut être retardé dans son apparition, soit qu'il se produise pendant la durée de l'excitation (*contractions retardées*), soit qu'il n'ait lieu qu'après la cessation de l'excitation (*contractions consécutives*) ;

d) Le mouvement peut être empêché de se produire ;

e) Les actions d'arrêt peuvent modifier la forme de la contraction ;

f) Les actions d'arrêt peuvent modifier l'excitabilité de la substance nerveuse ;

g) Elles peuvent déterminer, au lieu d'un raccourcissement, un allongement réflexe du muscle.

2° Le point de départ des phénomènes d'arrêt peut se trouver soit dans les centres nerveux, soit dans les nerfs périphériques.

11

3° Toute excitation sensitive peut, sous certaines conditions, déterminer des phénomènes d'arrêt.

4° Ces phénomènes d'arrêt se montrent non seulement dans les centres nerveux, mais encore dans les nerfs périphériques et en particulier dans les nerfs moteurs, quoiqu'ils y aient une bien moindre intensité.

5° Ces phénomènes d'arrêt peuvent servir à interpréter les différences de forme de la contraction musculaire et en particulier du tétanos.

6° La différence de forme du tétanos direct et du tétanos réflexe tient essentiellement aux actions d'arrêt qui se passent dans les centres nerveux. On peut dire à ce point de vue que le tétanos réflexe n'est qu'un tétanos direct modifié par des actions d'arrêt.

7° La strychnine semble agir en paralysant les actions d'arrêt des centres nerveux.

8° Il est probable qu'il n'y a pas d'appareils moteurs et d'appareils d'arrêt distincts et indépendants, mais que les actions motrices et les actions d'arrêt se passent dans les mêmes éléments nerveux.

9° Les actions d'arrêt s'observent non seulement pour les mouvements, mais pour les sécrétions, pour la sensibilité, etc., et d'une façon générale, pour toutes les manifestations de l'activité nerveuse.

10° A un point de vue tout à fait général, l'arrêt est un fait fondamental d'innervation.

11° Toute excitation nerveuse détermine, dans la substance nerveuse excitée, deux modifications de sens contraire, une impulsion à l'activité d'une part et une tendance à l'arrêt de cette activité d'autre part.

12° La manifestation quelconque, mouvement, sensation, sécrétion, etc, qui suit une excitation nerveuse, n'est que la résultante de ces deux actions contraires.

13° Une interprétation satisfaisante des phénomènes d'innervation ne pourra être donnée que quand on aura, pour chaque acte nerveux, fait la part de chacune de ces deux influences contraires.

14° Ces actions d'arrêt jouent certainement un rôle important en pathologie et il importe que l'attention des médecins soit éveillée sur ce point.

15° C'est ainsi qu'il peut y avoir des paralysies par exagération des actions d'arrêt et des contractures par abolition de ces mêmes actions, paralysies et contractures qui doivent être distinguées avec soin des paralysies et des contractures ordinaires.

16° Les mêmes considérations peuvent s'appliquer aux anesthésies et aux hyperesthésies, ainsi qu'aux troubles des sécrétions.

17° Des expériences ultérieures pourront seules décider si des phénomènes d'arrêt se produisent aussi dans la substance contractile.

C. — *Phénomènes psychiques.*

1° Les phénomènes d'arrêt se montrent dans les actes psychiques comme dans toutes les autres manifestations de l'activité nerveuse.

2° Tout processus psychique est la résultante de deux actions contraires, une action impulsive, une action d'arrêt.

3° Cette dualité se retrouve au fond de toute manifestation psychique, mouvement volontaire, passion, détermination, pensée.

4° La prédominance relative de l'impulsion ou de l'arrêt détermine chez l'homme le caractère.

NOTA. — La première partie de ce travail a été présentée à la Société des sciences de Nancy dans sa séance du 21 juillet 1883 (voir la *Revue médicale de l'Est*, t. XV, p. 723); la seconde partie l'a été dans la séance du 15 mars 1884. Le résumé en a été publié dans des notes présentées à l'Académie des sciences (séance du 15 octobre 1883) et à la Société de biologie (séances des 13 octobre 1883 et 1er mars 1884). Un résumé plus étendu en a été donné dans la *Gazette médicale de Paris*, nos 50, 51 et 52, 1883, et 14 et 15, 1884.

TABLE DES FIGURES

____

Figures dans le texte.

37. Contraction réflexe du gastro-cnémien sous l'influence de l'acide acétique à $^{1}/_{100}$ appliqué sur la peau de la patte.
38. Contractions réflexes des fléchisseurs et du gastro-cnémien sous l'influence de l'acide acétique appliqué sur la peau de la patte.
39. Contractions réflexes des fléchisseurs et du gastro-cnémien sous l'influence de l'acide acétique appliqué sur la peau de la patte.
40. Contractions réflexes des fléchisseurs sous l'influence de l'acide acétique appliqué sur la peau de la patte.
41. Contraction cardio-réflexe des fléchisseurs et du gastro-cnémien sous l'influence des courants induits.
42. Contraction cardio-réflexe des fléchisseurs et du gastro-cnémien sous l'influence des courants induits.
43. Contractions stomaco-réflexes des fléchisseurs et du gastro-cnémien sous l'influence des courants induits.
44. Contractions cardio-réflexes des fléchisseurs et du gastro-cnémien sous l'influence de frottements répétés.
45. Contractions stomaco-réflexes des fléchisseurs et du gastro-cnémien sous l'influence de frottements répétés.
46. Contractions réflexes des fléchisseurs et du gastro-cnémien sous l'influence de frottements répétés du gros intestin.
47. Contractions cardio-réflexes des fléchisseurs et du gastro-cnémien sous l'influence de percussions intermittentes.
48. Contractions stomaco-réflexes des fléchisseurs et du gastro-cnémien sous l'influence de percussions intermittentes.
49. Contractions stomaco-réflexes des fléchisseurs et du gastro-cnémien par suite de compression.
50. Secousses et contraction consécutive provoquées par l'excitation de la moelle.
51. Contractions provoquées par l'excitation des centres nerveux.
52. Tétanos provoqué par l'excitation de la partie supérieure de la moelle.
53. Contractions provoquées par l'excitation de la partie inférieure de la moelle.
54. Contraction par la section transversale du bulbe.
55. Contractions consécutives à la section transversale de la moelle.
56. Allongement réflexe du muscle sous l'influence d'une excitation.
57. Contraction réflexe tétaniforme consécutive à l'excitation de la peau.

Planches.

Pl. XVII. Fig. 1. Tétanos incomplet; extra-courant. (Voir p. 94.)

Fig. 2. Contractions réflexes du gastro-cnémien sous l'influence de piqûres réitérées de la peau de la patte. (Voir p. 115.)

1, contraction du gastro-cnémien du côté opposé au côté excité. — 2, contractions du gastro-cnémien du même côté.

Fig. 3. Contractions réflexes du gastro-cnémien sous l'influence d'une pression continue de la peau des orteils. (Voir p. 115.)

1, contraction du gastro-cnémien du même côté que le côté comprimé. — 2, Contractions du gastro-cnémien du côté opposé au côté comprimé. — Les orteils sont comprimés d'une façon continue entre les doigts.

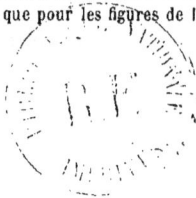

Nancy, imprimerie Berger-Levrault et Cie.

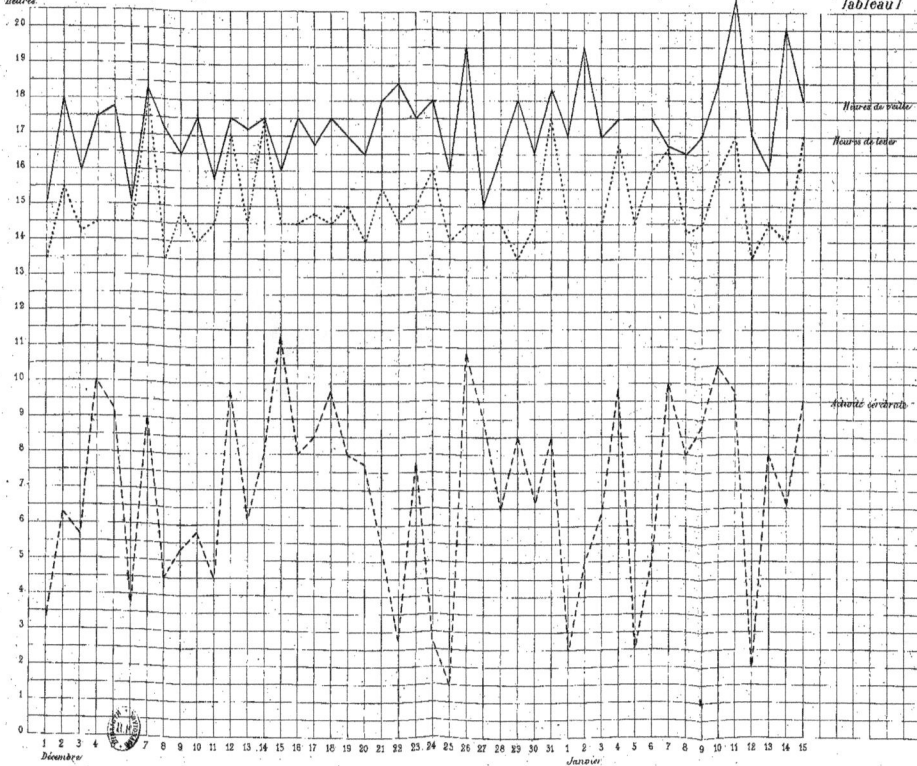

Tableau I

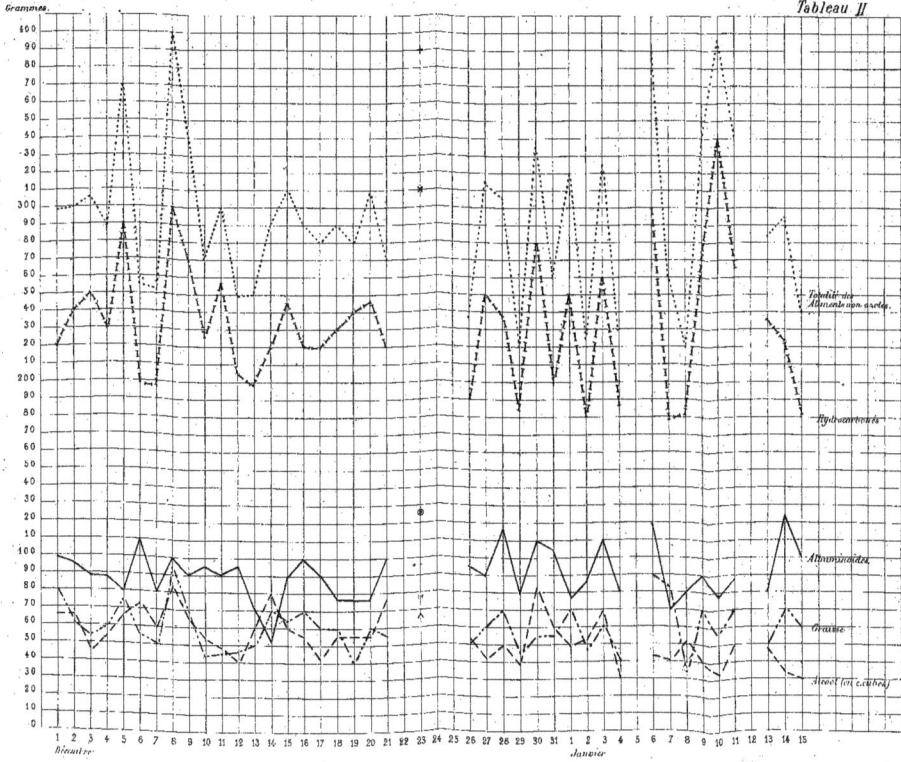

Tableau II

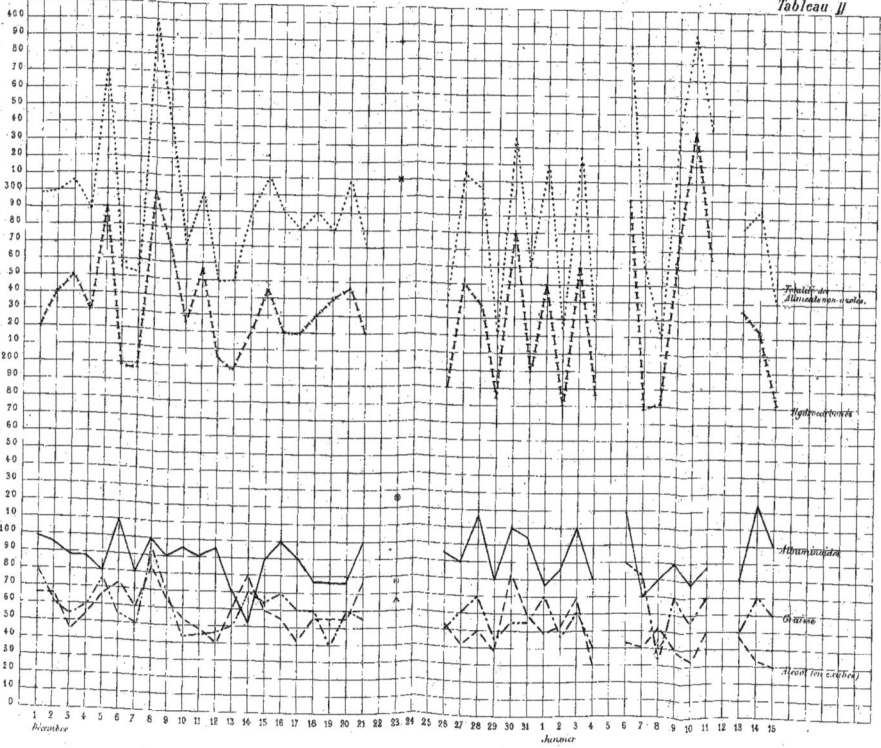

Tableau II

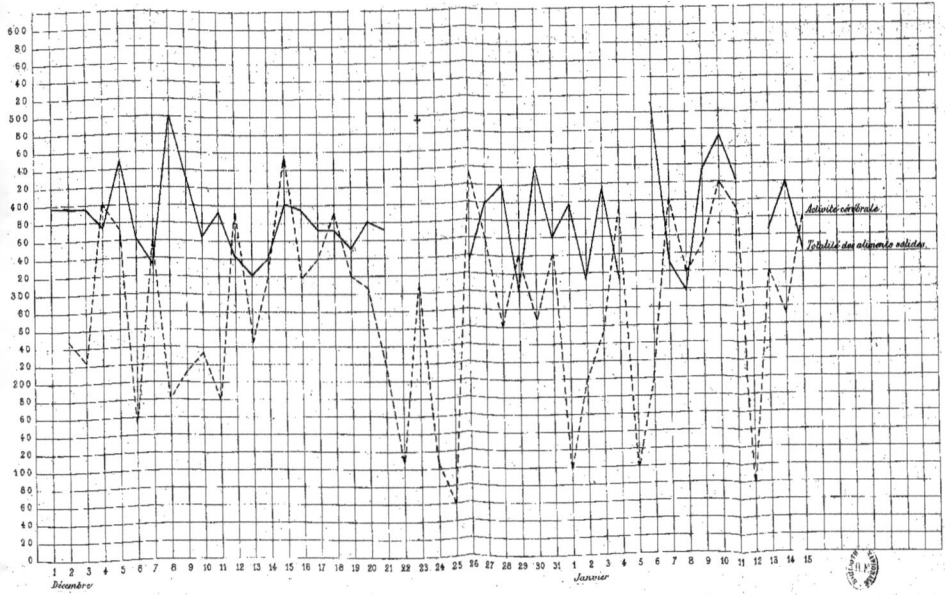

Tableau III

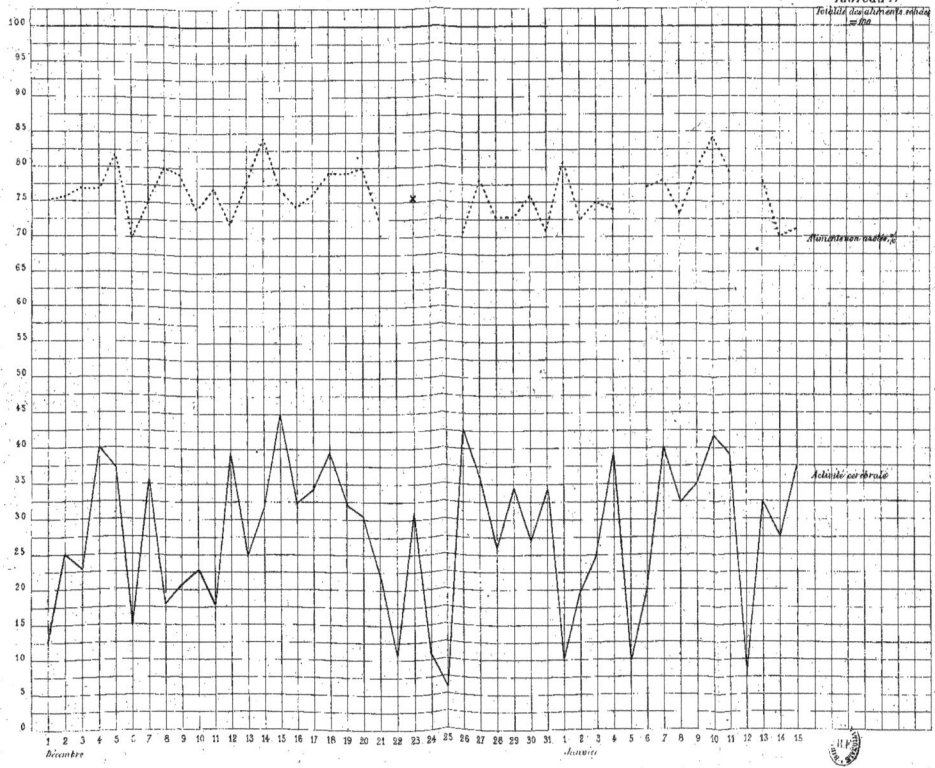

Tableau IV

Total des aliments rendus = 100

Alimentation usuelle, %

Activité cérébrale

1 2 3 4 5 6 7 8 9 10 11 12 13 14 15 16 17 18 19 20 21 22 23 24 25 26 27 28 29 30 31 1 2 3 4 5 6 7 8 9 10 11 12 13 14 15

Décembre   Janvier

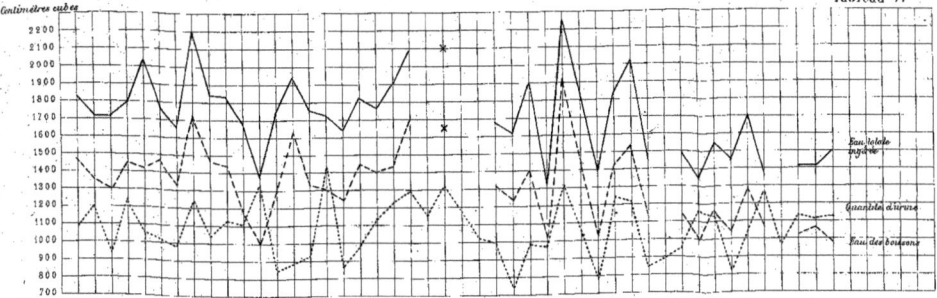

Tableau VI

Centimètres cubes

2200
2100
2000
1900
1800
1790
1600
1500
1400
1300
1200
1100
1000
900
800
700

Eau totale ingérée

Quantité d'urine

Eau des boissons

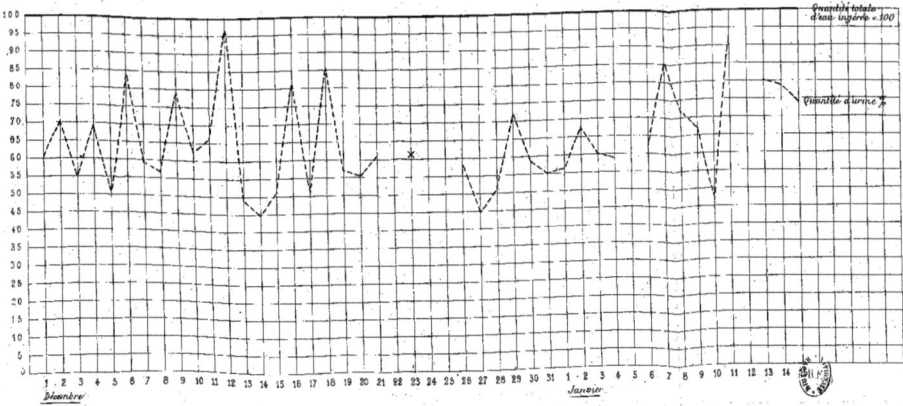

Tableau V

Quantité totale
d'eau ingérée = 100

Quantité d'urine %

100
95
90
85
80
75
70
65
60
55
50
45
40
35
30
25
20
15
10
5

1 2 3 4 5 6 7 8 9 10 11 12 13 14 15 16 17 18 19 20 21 22 23 24 25 26 27 28 29 30 31 1 2 3 4 5 6 7 8 9 10 11 12 13 14

Décembre   Janvier

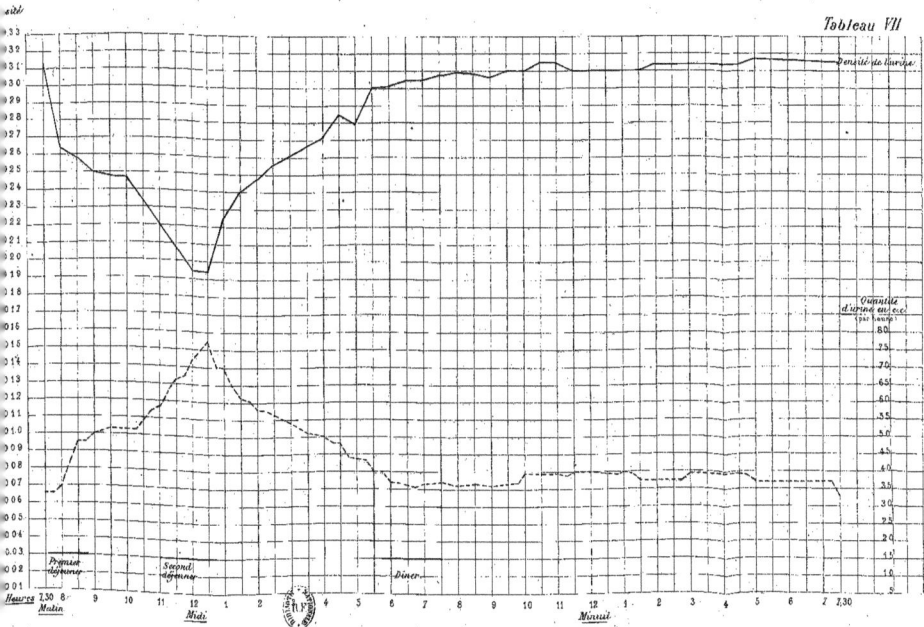

Tableau VII

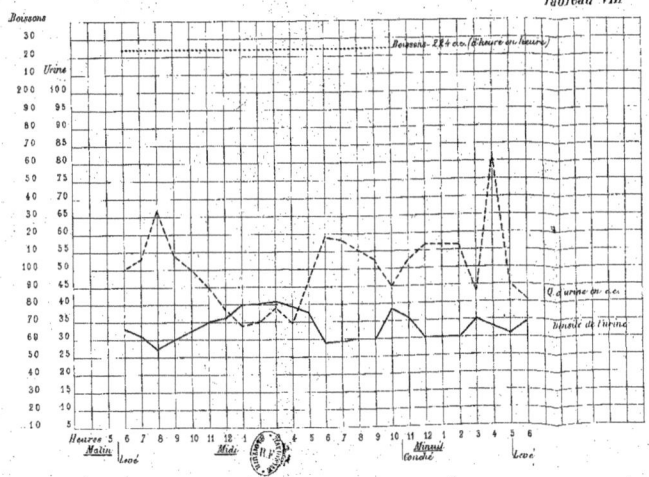

Tableau VIII

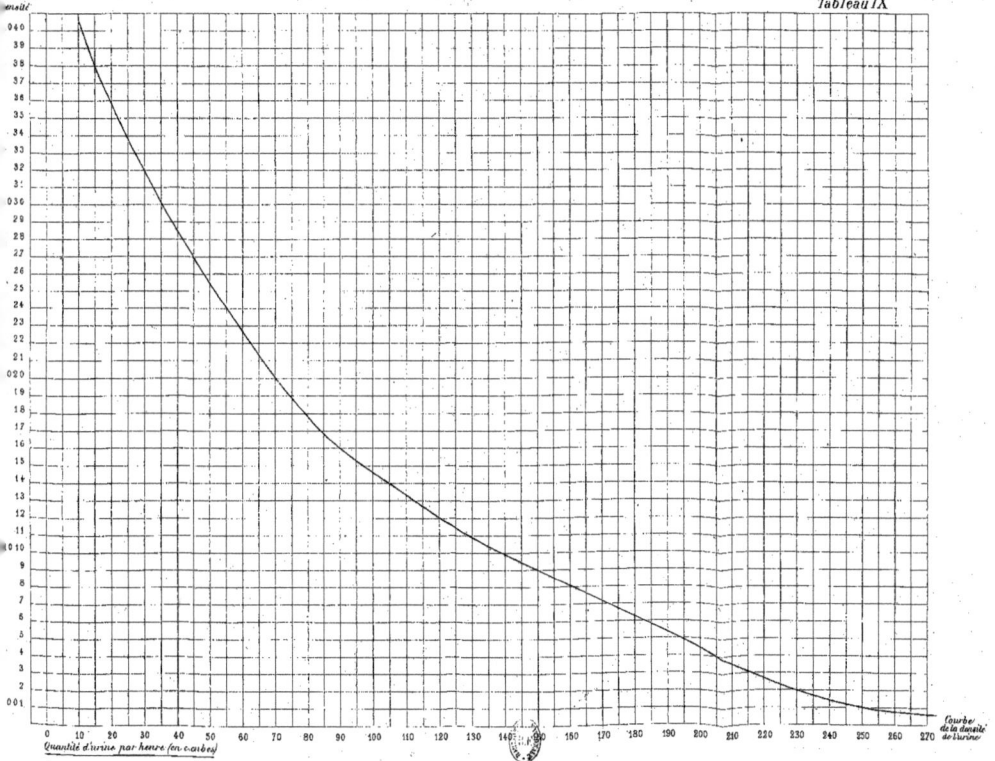

Tableau IX

Courbe de la densité de l'urine

Quantité d'urine par heure (en carbone)

Tableau X

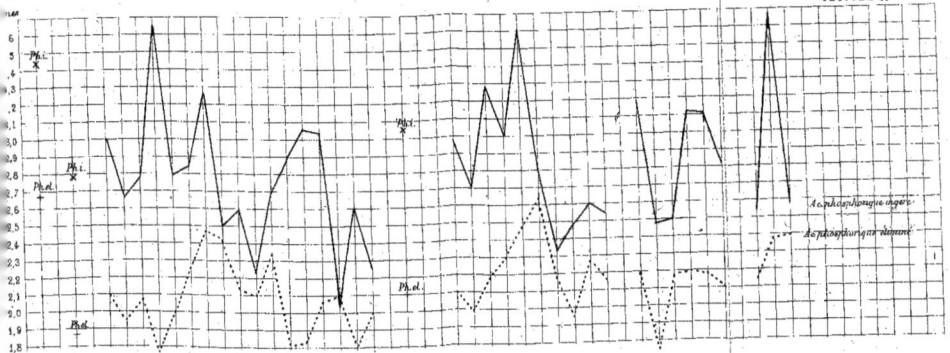

Tableau XI

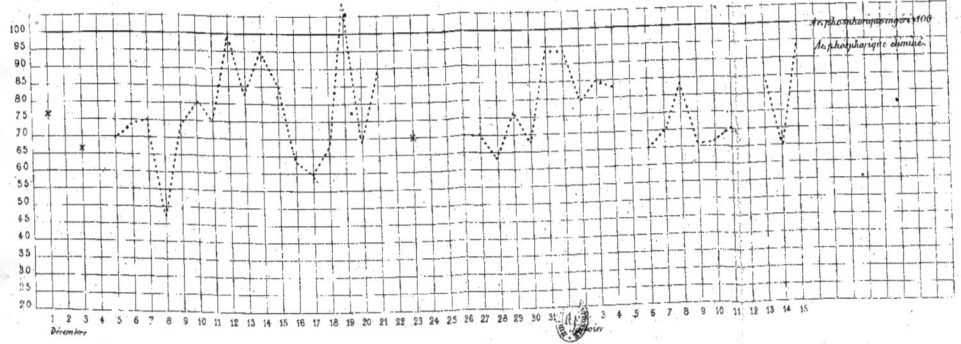

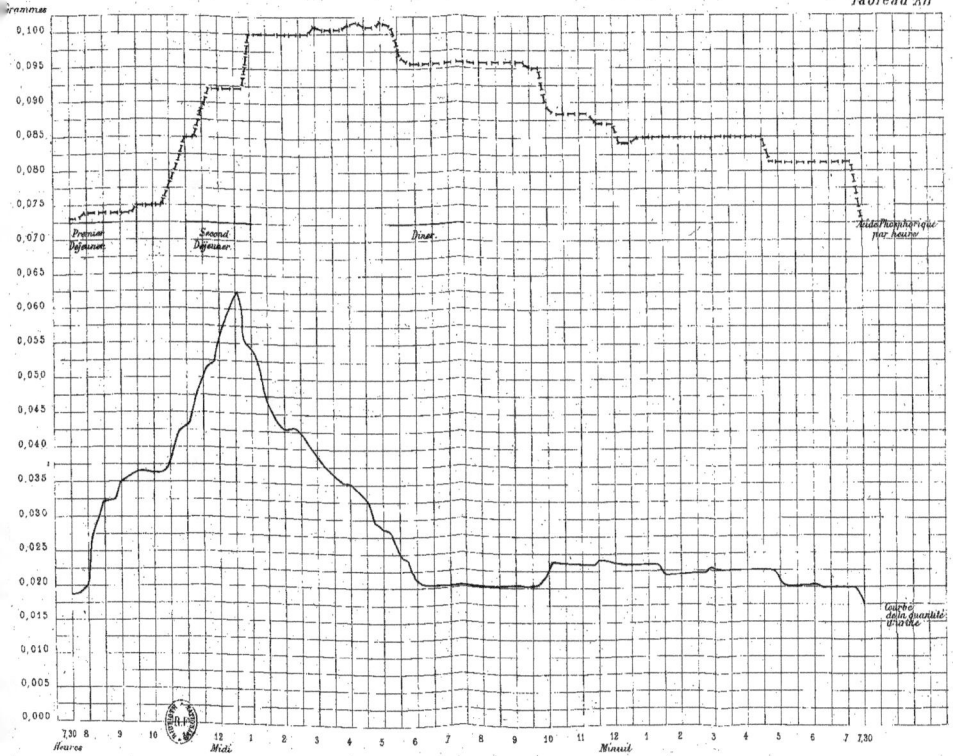

Tableau XII

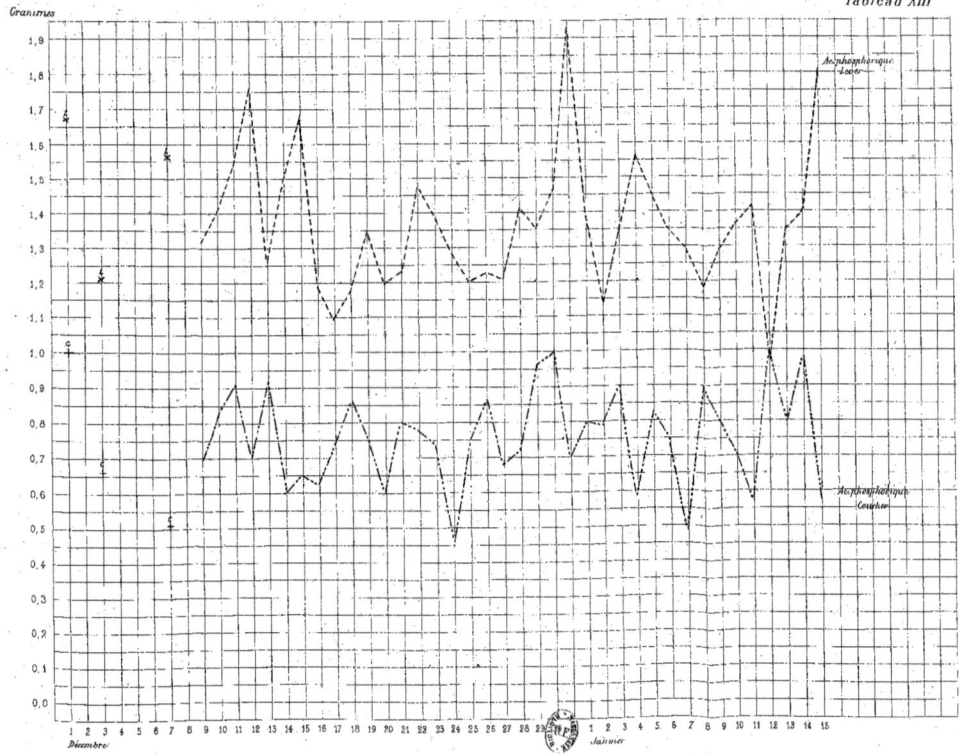

Tableau XIII

Grammes

Acidphosphorique
à soir

Acidphosphorique
coucher

Décembre   Janvier

Tableau XIV

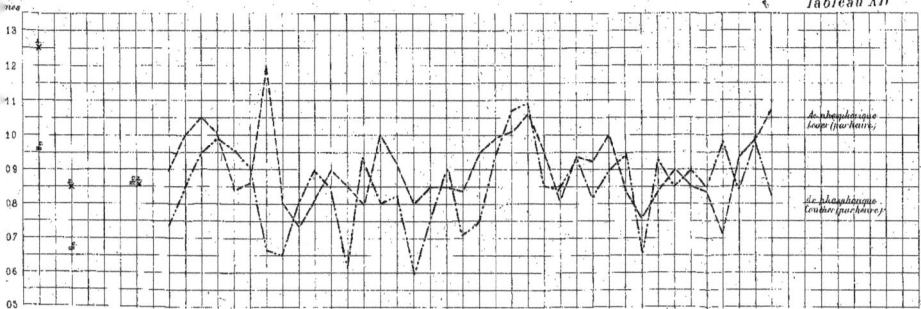

Tableau XV

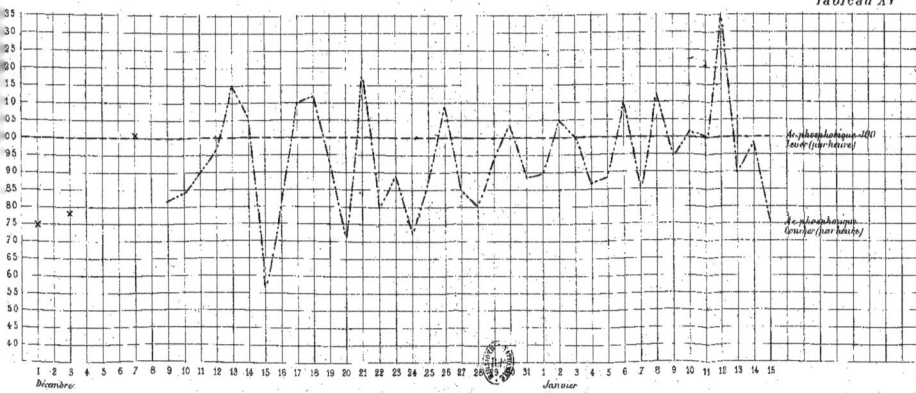

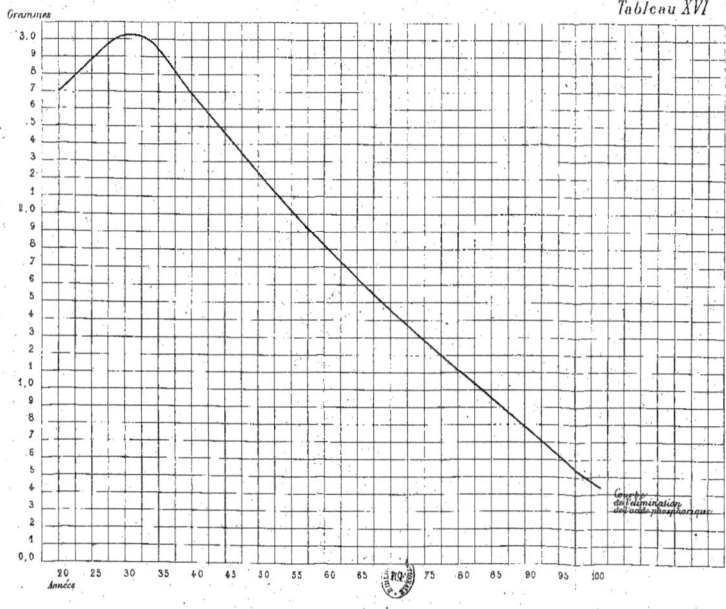

Tableau XVI

Grammes

Années

Courbe
de l'élimination
de l'acide phosphorique

Pl. XVII.

Fig. 1.

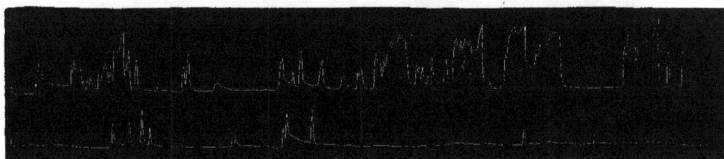

Fig. 2.

Fig. 3.

Fig. 4.

Pl. XVIII.

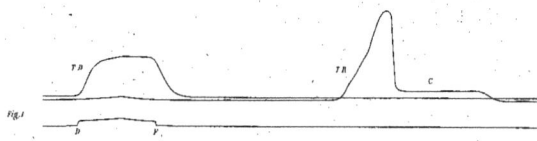

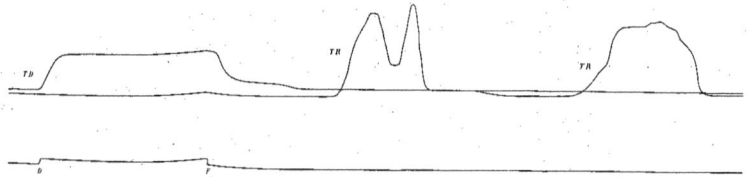

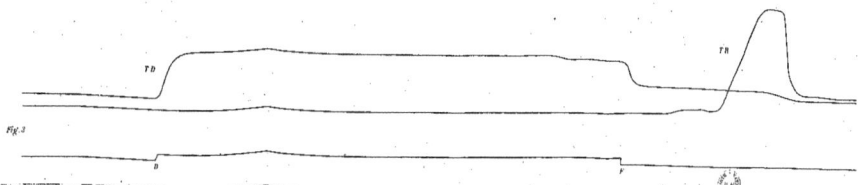

Pl. XIX.

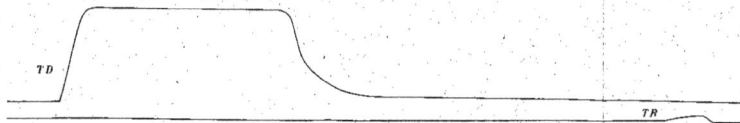

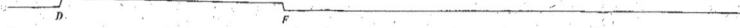

Fig.1

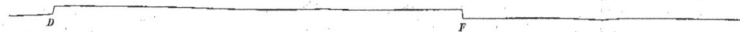

Fig 2

Imp. Lith Becquet-Lemercier à P.

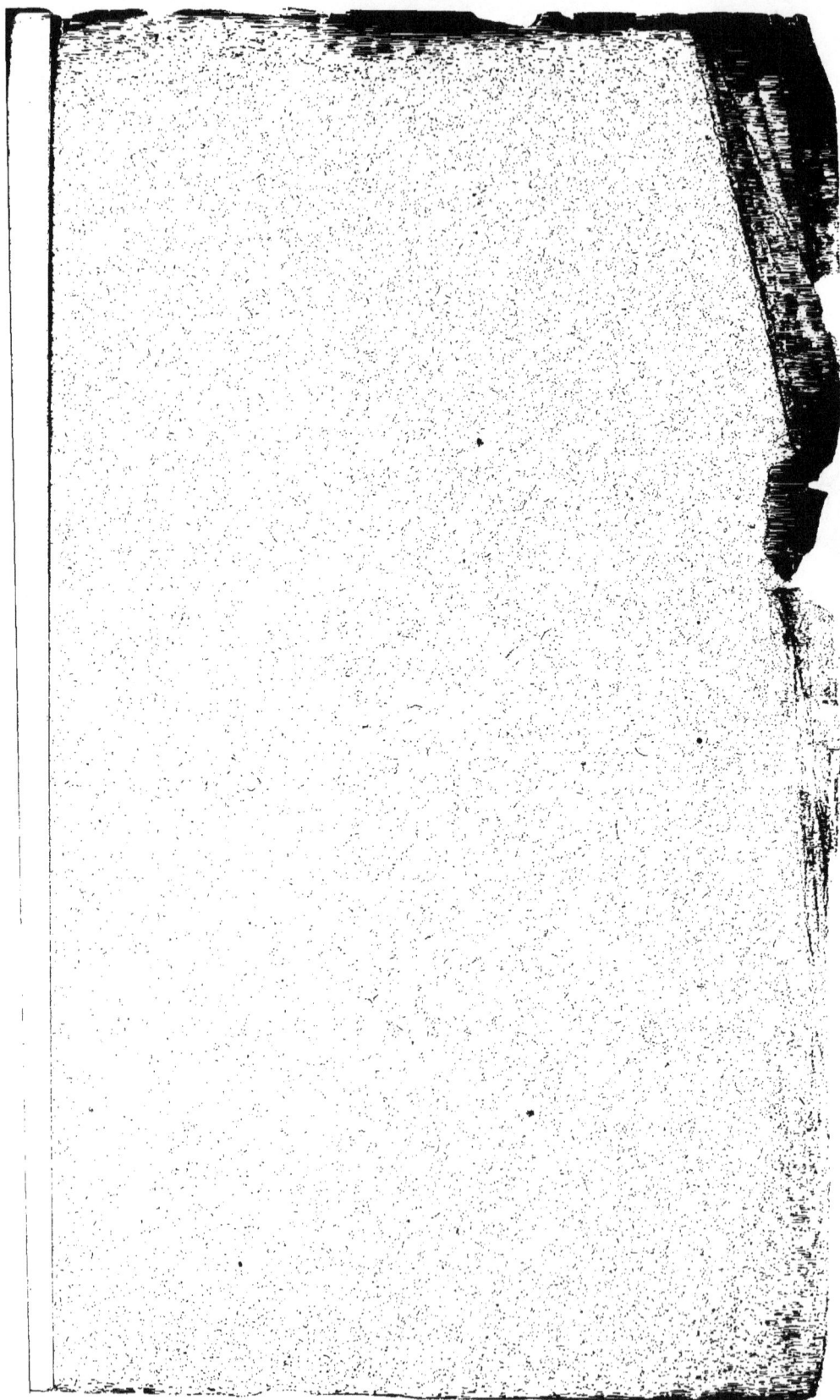

TRAVAUX DU MÊME AUTEUR

Nouveaux Éléments de physiologie humaine. 2ᵉ édition grand in-8°. Paris, 1881.

Nouveaux Éléments d'anatomie descriptive et d'embryologie, par H. Beaunis et A. Bouchard. 3ᵉ édition grand in-8°. Paris, 1880.

De l'Habitude en général. Thèse pour le doctorat en médecine. In-4°. Montpellier, 1856.

Anatomie générale et physiologie du système lymphatique. Thèse du concours pour l'agrégation. In-4°. Strasbourg, 1863.

Impressions de campagne, 1870-1871. (Gazette médicale de Paris, 1871-1872.)

De l'Organisation du service sanitaire dans les armées en campagne. (Gazette médicale de Paris, 1872.)

Programme d'un cours de physiologie. In-18. Paris, 1872.

Note sur l'application des injections interstitielles à l'étude des fonctions des centres nerveux. (Gazette médicale de Paris, 1872.)

Remarques sur un cas de transposition générale des viscères. In-8°. Paris, 1874.

Précis d'anatomie et de dissection, par H. Beaunis et A. Bouchard. In-12. Paris, 1877.

Leçons d'ouverture. Les Principes de la physiologie, 1875. — Claude Bernard, 1878.

Articles divers dans la Revue scientifique, la Gazette médicale de Paris, la Revue médicale de l'Est, la Revue philosophique.

Nancy, imprimerie Berger-Levrault et Cⁱᵉ.

www.ingramcontent.com/pod-product-compliance
Lightning Source LLC
Chambersburg PA
CBHW070524200326
41519CB00013B/2918